Ayuno Intermitente

El manual completo para lograr una reducción de peso a largo plazo y establecer un estilo de vida saludable

(El potencial de su cuerpo a través del ayuno intermitente)

Virgínia da Silva

TABLA DE CONTENIDOS

Conozca La Verdad Sobre La Pérdida De Peso.

Es probable que haya escuchado, leído o contado por alguien en la calle o en cualquier otro lugar información sobre cómo perder peso rápidamente. Si no lo crees, vea las multinacionales millonarias que han vendido productos para el sobrepeso durante décadas.

¡Perder 30 kilos en solo un mes!

¡Come lo que quieras y pierde peso como nunca antes!

¡Oy nuestros sonidos de ballenas para que baje de peso mientras duerme!

Y deje de hablar. Los tonificadores, los aparatos mágicos y las pastillas que afirman que el maná caerá del cielo Sin embargo, no es así. Hay muchas verdades y muchos mitos. Como resultado, queremos abordar este capítulo para derribar los mitos y mostrar las verdades sobre la pérdida de peso.

Pero no te preocupes, te daremos toda la información que necesitas para que puedas comenzar an entender el proceso de perder peso que estás comenzando.

Mitos

La dieta de moda me hará perder peso y perderé el peso nunca más.

¿Cuántas veces no hemos encontrado esto...?

Primero abordemos los temas relevantes y verdaderos. Las dietas de moda, las que todos siguen, las que los cantantes, los famosos o las que inventaron alguna figura pública, ahora son un ejemplo notable. Demasiado peligrosas, poco saludables y con consecuencias negativas.

Lo que comes, la cantidad que comes y cómo cuida tu organismo de la nutrición son lo que realmente hace que pierdas peso. Cuando comienzas las dietas, seguramente pierdes peso, pero luego no. La verdad es que las personas pierden el interés y pecan una vez, dos veces, y luego se olvidan de la dieta y recuperan el peso. La cuestión entonces es tener cuidado con lo que se come y no depender de dietas populares que solo afectarán tu peso.

Hay dietas que tendrán un impacto en tu salud. Por ejemplo, hay dietas que prometen perder tres libras cada semana, pero también causan problemas de salud como cálculos biliares.

Que son esas masas sólidas de material en la vesícula biliar que en muchas ocasiones causan mucho dolor. Pero puede tener problemas de corazón si sigue una dieta que consume menos de 800 calorías al día.

No comer bien es tan serio.

El consejo que debes tener en cuenta es que consumir alimentos saludables es la manera más segura y que si decides hacer un ayuno intermitente en algunos momentos, lo hagas con responsabilidad. Si no desea ingresar an un gimnasio completo, es aceptable incluir una etapa de ejercicios en este plan de alimentación. Sin embargo, puede hacer un esfuerzo por caminar unos kilómetros todos los días para ayudarte a perder peso.

Cuando comas, usa platos pequeños para ver las porciones más grandes y no al revés. En conjunto, todo esto te ayudará a perder medidas y mantener una buena salud cuidando tu corazón, la presión arterial y evitando la diabetes tipo 2, una enfermedad desagradable.

Elija comer alimentos saludables y prefiere frutas y vegetales.

Dos productos a base de grano, que incluyen arroz, pasta y pan, me hacen engordar. Si no quiero aumentar de peso, no tengo que comerlos.

Para aclarar este mito, los granos se dividen en dos categorías: integrales y refinados. Los integrales contienen todo el germen de la semilla, o el afrecho, el germen y el endospermo. El arroz integral, el pan de trigo integral, los cereales y las pastas son ejemplos de esto.

Los granos refinados son aquellos que han sido molidos mediante un proceso que elimina el afrecho y el germen, lo que hace que el grano sea más fino y tenga una vida útil más larga para su comercio. Pero esto también elimina la fibra dietética y muchas vitaminas D.

Las personas que incluyen granos enteros en su dieta tienen menos probabilidades de desarrollar diabetes tipo dos. Según los nutricionistas, para tener una dieta saludable, es esencial consumir la mitad de los granos integrales. Elija pan 100% de harina de trigo integral en lugar de pan blanco.

Prefiera comer arroz moreno en lugar de blanco.

Como consejo, mientras está en el permiso de comer en el ayuno intermitente, debe comer menos calorías y hacer algo de ejercicio para bajar de peso. Coma frutas vegetales y granos integrales en su dieta.

Consuma alimentos ricos en proteínas y productos lácteos con bajo contenido de grasas.

Además, te sugerimos:

• No consuma demasiado azúcar, colesterol o sodio, ni grasas saturadas que son las que vienen de carnes grasosas y productos lácteos con altos contenidos de grasa como la mantequilla o la leche completa. • Consuma proteínas bajas en grasa como frijoles, huevos, pescado, carnes magras como el pollo y el cordero, así como productos lácteos con altos contenidos de grasa como la mantequilla o la leche

Los vegetales deben tener una variedad de colores vibrantes. El plato debe tener la mitad de frutas y vegetales para reflejar la variedad de colores vibrantes.

Te sugerimos pimientos, cerezas, arándanos, cebollas, remolachas, fresas, tomates y sandias rojos.

Aguacate, brócoli, repollo, pepino, lechuga oscura, uvas, melón verde, col rizada, kiwis, espinaca y calabacita verde italiana son algunos ejemplos de vegetales verdes.

Albaricoques, bananos, papaya, zanahoria, mangos, naranjas, melocotones, duraznos y batatas son buenas opciones para un tono naranja.

Puede comer moras moradas, arándanos morados, uvas moradas, ciruelas, col morada, zanahoria morada y papa morada.

Mis tres

Puedes comer lo que te dé la gana y perder peso de la misma manera.

En realidad, para perder peso, debes quemar más calorías de lo que comes. Muchas personas pueden pensar que pueden comer de todo y perder peso, pero lo que sucede es que tienen un metabolismo rápido que les permite procesar la comida sin aumentar de peso.

Pero para perder peso, también deben hacer ejercicio para quemar calorías; deben usar más energía que los alimentos.

El peso se ve afectado por una variedad de factores, incluida la edad, los medicamentos, los hábitos de vida y la forma en que se lleva la vida diaria, así como los genes heredados de los padres. Por lo tanto, la mejor forma de perder peso es hablar con un médico para que te explique la mejor manera de hacerlo y diseñe un plan que se adapte a tu tipo de cuerpo. Puede consultar con él si es posible incorporar el ayuno intermitente en la dieta que seleccione para lograr una reducción de peso más efectiva y rápida.

Te aconsejamos que cuando intentes perder peso, no te prives de comer lo que te gusta, pero mantenga esto dentro de una dieta saludable. Es decir, si un día a la semana te gusta comer lo que te satisface, no significa que aumentes las tallas de inmediato; el problema surge cuando hay libertinaje.

Toma en cuenta las calorías de los alimentos cuando comas después del ayuno. Por ejemplo, hice los alimentos horneados en lugar de freírlos, utilicé leche baja en grasa en lugar de crema, y ese plato tenía la mitad de frutas y verduras, como ya te hemos dicho.

Tengo cuatro.

Ni siquiera puedo comer comida rápida mientras estoy en un ayuno intermitente o en un programa de dieta.

Obviamente, la comida rápida es deliciosa, pero es mucho más dañina para el cuerpo. Aumentas de peso si las consumes. Sin embargo, no seamos extremos: si estás en un ayuno y tienes la opción de comer algo delicioso pero que no esté lleno de calorías, puedes disfrutarlo.

Hay muchos platos que son bajos en calorías y ricos en nutrientes. Nuestro consejo es que elijas esos alimentos saludables. De esta manera, ya tiene una idea de lo que puede comer cuando vayas porque muchos restaurantes tienen su menú en línea.

Ten en cuenta no pedir estos alimentos cuando vayas a comer fuera:

• No compre mezclas especiales que ofrecen más comida por menos dinero, aunque ahorres dinero; son los que tienen más calorías y exceden lo necesario para una sola comida. • Para los postres, elija frutas y yogurt sin grasa. • No pidas ingredientes extras o agrandados o fritos en lugar de horneados; tampoco añadas tocinos, quesos, mayonesas regulares o aderezos para ensaladas, como salsa tártara

• Elige productos cocidos al vapor, a la plancha o al horno; te recomendamos que te des el gusto de una pechuga de pollo en lugar de una combinación de alas fritas. • Consuma agua o leche sin grasa en lugar de gaseosas.

• En lugar de papas fritas o yuca frita, pídale una ensalada saludable o una porción pequeña de arroz con frijoles.

Aprovechemos esta ocasión para incorporar esta información valiosa. ¿Conoces la diferencia entre el término "ración" y "porción"? Si no es así, te informaremos.

Una porción es la cantidad de comida que eliges para comer de una vez, ya sea que la compres en un lugar o la cocines

13

en casa, pero a veces el tamaño de esa porción es igual a la ración y otras no.

Lo que debes comer es la ración. Recomendamos que observe cuántas raciones y calorías consume al momento de comer. Elige esos alimentos saludables y comalos en pequeñas porciones. Selecte alimentos con menos grasas y más fibras y nutrientes.

Mi cinco es que puedo comer todo lo que dice que es bajo en grasa o sin grasa.

Los alimentos procesados con bajos niveles de grasa o sin grasa pueden tener menos grasa que otros, pero los alimentos procesados con bajos niveles de grasa también tienen calorías que te ayudan an aumentar de peso; no todo es grasa, el exceso de calorías también te engorda. Considere eso de una vez.

Muchos de estos alimentos tienen más calorías que un plato completo de grasa. Son alimentos con harinas, sales, almidones y azúcares que mejoran el sabor y te permiten comerlos con tranquilidad pensando que no tienen grasa. Si te excedes, aumentarás de peso. Todo lo que es demasiado es dañino. Todo.

Incuso que se vuelva adicto a dietas y pierda peso hasta que esté por debajo de la recomendación para su peso ideal.

Para tener una idea de lo que está comiendo y sus nutrientes, te recomendamos que leas la información nutricional que aparece en la etiqueta de los alimentos. Siempre tenga en cuenta el tamaño de la ración.

Mi número seis

evitar comer.

El ayuno intermitente, que permite que el cuerpo sufra un poco y comience a trabajar quemando la grasa, se diferencia significativamente del ayuno diario.

Por ejemplo, si no desayunas al almuerzo, tendrás más hambre y comerás más y consumirás más calorías. Las personas que no desayunan tienen una alta probabilidad de ser obesas. Los individuos que no toman el desayuno pesan más que aquellos que lo hacen de manera saludable.

El ayuno intermitente, que obliga al cuerpo a usar la energía de la grasa, es una buena opción para saltar las comidas. Cuando elijas snacks y meriendas saludables. Como ejemplo:

• Una tostada de pan integral con mermelada de frutas o una avena de desayuno con lecha baja en grasa y fruta fresca.

Puede comer medio plato de vegetales al almuerzo junto con alguna proteína. Para evitar la tentación de comer en la calle al otro día, prepárelo por la noche. Si tiene antojos, prepare bocados saludables como yogurt sin grasa o galletas integrales con mantequilla de maní, así como vegetales con humus.

Tengo siete.

Comer saludablemente cuesta mucho.

Las personas creen que los alimentos frescos son más saludables que los enlatados o congelados, por lo que comer bien no tiene que costar mucho. Algunas personas prefieren comer espinaca cruda que en lata o congelada.

Pero es un mito falso porque las frutas y vegetales en lata son más económicas y tienen tantos nutrientes como los frescos. Las frutas enlatadas en su propio jugo o en agua y las enlatadas con poca sal son buenas opciones.

Los enlatados deben estar bajos en sal. No comas una lata de melocotones en almíbar simplemente porque crees que son saludables.

Enjuágase bien las latas después de abrirlas para eliminar cualquier exceso. Los enlatados de atún y otros productos marinos son una buena opción porque son económicos y se pueden almacenar en la despensa. Las lentejas, las arvejas, los chicharos, los frijoles en lata, congelados o empaquetados en fundas son otras opciones de proteínas que puedes considerar.

Te recomendamos que leas la información nutricional de estos productos ricos en calcio, fibra, potasio, vitamina D y bajos en azúcares agregados.

Mi número ocho

Si quiero perder peso, no puedo hacer pesas porque me hará parecer muy musculoso.

Vas a quemar más calorías y vas a fortalecer tus músculos si haces ejercicios que te ayuden a fortalecerlos. Usar gomas o ligas grandes aumentará la resistencia y el esfuerzo. Hacer abdominales y flexiones. Ve a hacer ejercicio por lo menos tres días a la semana y puede hacer ejercicio durante aproximadamente 150 minutos cada semana.

Tener músculos grandes se debe a la genética o a la inyección, lo cual no es recomendable.

Te recomendamos que hagas ejercicio aeróbico, es decir, que sudes mucho y respires más rápido.

En la actualidad, es muy común pasar el día sentado y no hacer nada. Sin embargo, puede dividir su día para disfrutar de sudor y ejercicio.

Puede hacer ejercicio por intervalos breves a lo largo de la semana hasta que haya acumulado al menos unas pocas horas de ejercicio. Lo importante es que sudes y pongas ese cuerpo an andar en lugar de permanecer sentado.

Tu peso mejorará significativamente si haces ejercicio regularmente, consumes una dieta saludable que incluya alimentos ricos en nutrientes como carnes magras, pescados, frutas y verduras y un ayuno intermitente.

1. Mala nutrición

El primer peligro del ayuno intermitente es la posibilidad de desnutrición cuando una persona empieza. Si además del ayuno, la persona tiene sobrepeso, un alto porcentaje de grasa, un síndrome metabólico o una resistencia a la insulina, uno de los beneficios del ayuno intermitente como herramienta de salud es que debe consumir todo el calorífico del día en 6, 8 o 10 horas, lo que conduce an una dieta hipocalórica. Esta es la realidad de muchos de los beneficios del ayuno intermitente como herramienta de salud, aparte de mejorar la salud general de la persona y

Pero muchos de los beneficios del ayuno intermitente se derivan de que en unos pocos días la ingesta calórica total que tienes es menor, evidentemente, si comes menos, y si además eres una persona con sobrepeso, resistencia a la insulina o mucha grasa visceral, en unos pocos días o en pocas semanas y a lo largo de los primeros meses vas a tener beneficios de la glucosa en ayunas y Se supone que todos esos beneficios se derivan del ayuno intermitente, pero la verdad es que muchos de esos beneficios se derivan de comer menos. Entonces, ¿cuál es uno de los problemas a largo plazo que puede enfrentar una persona que sigue el ayuno intermitente de forma estricta y no esté controlando lo que come realmente durante el día en términos de calorías, balance de macronutrientes, incorporación de aminoácidos? Al principio vienes de un superávit, tienes tanta reserva y tanta grasa visceral que vas como una moto, mejoras constantemente, aumentas tu adrenalina, aumentas tu sensibilidad a la insulina, te encuentras más hiperactivo y tienes muchos beneficios, pero puede llegar un punto de inflexión donde, como no estás controlando tus calorías, donde incluso además has empezado a hacer deporte, crossfit, etc. y estás desgastando mucho a tu masa muscular,

Muchas personas pueden desarrollar una posible desnutrición con el tiempo. Muchas personas comentan que durante el primer y segundo mes de hacer ayuno intermitente se han encontrado bien, pero al tercer o cuarto mes han tenido rebotes, se han encontrado mal y se han cansado con posibles efectos secundarios porque pueden faltar aminoácidos.

En primer lugar, debes saber que el ayuno intermitente no es una dieta; más bien, es una herramienta que nos permite beneficiarnos de los efectos colaterales de nuestros sistemas inmunológicos, endocrinos, nerviosos y emocionales. Por lo tanto, al igual que si sigues una dieta de cinco o seis comidas al día, debes reducir todas tus calorías en solo dos o tres comidas con la ayuda de un profesional, médico o cualquier otro tipo de profesional.

Por último, pero no menos importante, debes controlar cuidadosamente todas las calorías y la composición de macronutrientes y micronutrientes en tu dieta.

Ayuno Intermitente En La Historia

El ayuno intermitente es diferente a cualquier otra dieta porque no es una moda actual, sino una técnica antigua que ha sido redescubierta y puesta de moda por algunas personas. Es como el yoga en el ámbito alimentario.

Te sorprenderá saber que las personas han estado ayunando desde hace mucho tiempo, tal vez desde el principio de la raza humana. Si se considera el cuerpo humano y su evolución, consumir una gran cantidad de alimentos y refrigerios durante todo el día no es esencial para la supervivencia ni es beneficioso para la salud. De hecho, comer demasiado, como comer demasiado de cualquier cosa, puede ser extremadamente dañino para el cuerpo. La disponibilidad de alimentos era imprevisible e irregular en la antigüedad. Reunir y almacenar alimentos fue un desafío. Además, los cambios estacionales dificultaban la adquisición de alimentos. En los veranos, los alimentos eran fáciles de obtener, pero en los inviernos eran insuficientes. Excepto para la clase alta, todos experimentaron este fenómeno de fluctuación de los alimentos y las fuentes de alimentación hasta la era moderna. Las sequías, las hambrunas, las guerras, las enfermedades, los desastres, etc., han agotado las fuentes de alimentos en el siglo pasado. Todo esto resultó en una situación de inanición y ocasionalmente también en la muerte. No es sorprendente que una de esas epidemias pertenezca a los Cuatro Ushers del Apocalipsis.

La historia del ayuno se puede dividir en tres épocas: antigua, medieval y moderna. Veamos las tres por separado.

Historia Anterior

Cuando los humanos descubrieron la agricultura, quizás por accidente u observación, la era de la recolección y el gorroneo terminó. Los casos de hambruna disminuyeron después de que descubrimos y desarrollamos la agricultura. La agricultura llevó al desarrollo de las sociedades, y la cultura y la religión llegaron rápidamente. Pronto, la gente de todo el mundo se dio cuenta de que pasar hambre durante un corto período de tiempo tenía un efecto positivo en la salud mental y física. El ayuno periódico surgió en ese momento. Casi todas las religiones del mundo incluyen el ayuno periódico. El ayuno controlado y voluntario ayudó a las personas an estar tranquilas, felices y sanas, lo que llevó a la inanición forzada. No es sorprendente que en el pasado, el ayuno se conociera como "desintoxicación", "purificación" o "limpieza ritual". Los antiguos creían que el ayuno podía limpiar el cuerpo y el alma y servir a Dios o a los dioses.

Ayuno de espiritualidad

En las principales religiones, el ayuno religioso o espiritual sigue siendo muy importante. El profeta Mahoma, Buda y Cristo creían en el poder del ayuno y aconsejaban a sus seguidores que lo hicieran con regularidad. Hay que tener en cuenta que la práctica del ayuno se desarrolló de forma independiente e intrínseca en diferentes culturas y religiones. Esto indica que muchas personas se dieron cuenta de que el ayuno tenía algunas ventajas. Los cristianos celebran la Cuaresma, mientras que los hindúes realizan varios ayunos, y los musulmanes realizan el Ramadán. De la misma manera, los budistas y los jainistas crearon intervalos de alimentación obligatorios. Cada uno de estos es un tipo de ayuno.

El ayuno antiguo para mejorar la salud

Si consideramos el pasado del ayuno para obtener beneficios para la salud, debemos agradecer al ayurveda y a los antiguos griegos. El ayurveda, la antigua ciencia médica india, recomendó varios hábitos de ayuno y dietas para tratar diversas enfermedades y mejorar el bienestar general. El padre de la medicina moderna, Hipócrates, escribió mucho sobre el ayuno y la obesidad. En la antigua Grecia, la obesidad estaba en aumento en los tiempos de Hipócrates. Esto se debía al estilo de vida fastuoso de la realeza y a la falta de rutinas de salud. Hipocrates vio la relación entre la obesidad y la muerte prematura y recomendó ejercicio y dieta para los obesos. El régimen que recomendó consistía en comer alimentos saludables y, sobre todo, comer una vez al día. Plutarco, el famoso historiador, también entendió la importancia del ayuno después de Hipócrates. Lo siguieron grandes pensadores como Platón y Aristóteles.

Los antiguos griegos creían que el ayuno podía mejorar las capacidades mentales y cognitivas y que podía ayudarlos a resolver problemas y rompecabezas con facilidad. Imagina lo hinchado e incómodo que te sientes después de comer mucho, aunque esto parezca un poco absurdo. Dado que tu cuerpo concentra su energía en el sistema digestivo, las comidas te aletargan. Después de una buena comida, con frecuencia te quedas dormido y te sientes muy cansado. Esta condición se conoce como "coma del sueño". Si te abstienes de comer durante un tiempo, te sentirás mucho más alerta, activo y en sintonía con el entorno. Esto no es una coincidencia, sino una consecuencia de la evolución. Cuando la comida era escasa en la Edad de Piedra, nuestros sentidos se agudizaban.

Periodos de la Edad Media

El ayuno no disminuyó en popularidad incluso durante la Edad Media. El médico suizo-alemán Paracelso, también conocido como el padre de la toxicología, defendió el ayuno intermitente. Aconsejaba el ayuno para el bienestar y era un ferviente defensor de la idea de que todo en exceso puede ser mortal.

Benjamin Franklin, uno de los padres fundadores de los Estados Unidos, apoyó el ayuno intermitente. Franklin era un hombre polifacético que dominaba muchas artes y ciencias. El escritor famoso Mark Twain también apoya el ayuno para mejorar la salud.

La historia del ayuno en la actualidad

El ayuno en general ha existido desde la época medieval hasta la época moderna, aunque el auge del ayuno intermitente como dieta habitual es un fenómeno reciente. Ya a finales del siglo XIX se mencionaba el ayuno. A finales del siglo XIX y principios del XX, el ayuno se desarrolló como una forma de entretenimiento. Afortunadamente, la moda se desvaneció.

A principios del siglo XX, el ayuno se convirtió en un tema importante en la literatura médica. El ayuno se describió en el Journal of Biological Chemistry como un método seguro y efectivo para perder peso y reducir la obesidad. Sin embargo, a principios del siglo XX, quizás la obesidad no fuera una preocupación popular. El mundo estaba cambiando rápidamente, y las guerras y las hambrunas eran algo común. En todas partes, las epidemias y la inanición causaron la muerte de personas. El ayuno volvió a ser popular con el aumento de la obesidad en el siglo XXI.

El ayuno y la evolución

El ayuno formó parte de la evolución humana, y nuestro cuerpo y nuestra mente están acostumbrados y pueden necesitar períodos regulares de ayuno. El ayuno ha sido prácticamente olvidado por la mayoría de los ciudadanos de las naciones desarrolladas y en vías de desarrollo, y no es de extrañar que algunas personas lo desprecien. Pero a medida que más y más personas ven resultados positivos, el ayuno intermitente se está volviendo más popular.

¿El Ayuno Intermitente Es Seguro?

Puede querer adoptar un estilo de vida de ayuno intermitente, pero también puede estar preocupado por su seguridad. En última instancia, no todas las dietas son buenas para todos.

Obtener una nutrición adecuada es esencial para perder peso de manera segura y exitosa. Podría enfermarse si no recibe suficientes minerales, vitaminas y proteínas. Es posible que no obtenga suficientes nutrientes si consume muy pocas calorías y sigue un patrón de alimentación demasiado restrictivo. Esto puede tener consecuencias médicas.

La buena noticia es que el ayuno intermitente parece ser una opción segura para la mayoría de las personas para comer. Sin embargo, el ayuno intermitente no es necesario en algunas situaciones.

¿Quiénes deben abstenerse de hacer ayunos intermitentes?

Algunas personas necesitan cuidado al hacer ayunos intermitentes. Aunque es posible que no deban renunciar por completo an este estilo de vida, deben tener precaución.

El primero es el niño. Los niños están madurando y progresando. Como resultado, deben consumir suficientes calorías todos los días. Además, deben recibir suficientes vitaminas y minerales. No pueden crecer adecuadamente si no reciben suficiente proteína. Esto podría generar numerosos problemas. La falta de vitaminas puede causar enfermedades como el escorbuto. Aunque algunos expertos dicen que los niños pueden ayunar de manera segura, es algo que debe hacerse con precaución.

Los ayunos intermitentes también deben ser cuidadosos. Es cierto que la inteligencia artificial podría beneficiar a los diabéticos en una variedad de maneras. Esto se debe al impacto en los niveles sanguíneos de azúcar e insulina. Sin embargo, existen algunos riesgos potenciales. Si tiene diabetes y ayunas, su nivel de azúcar en la sangre podría bajar drásticamente. Esto es particularmente probable en caso de que esté tomando medicamentos para controlar la afección.

Los niveles de azúcar en la sangre disminuyen cuando no comes. El medicamento que está tomando podría aumentar su peso y causar hipoglucemia. Esto puede causar desmayos, temblores o coma. Otro problema es el aumento excesivo de azúcar en la sangre después de comer. Esto podría ocurrir si consumes demasiados carbohidratos.

Siempre consulte an un médico antes de comenzar a usar AI si tiene diabetes. Además, debes estar más atento a los signos de un bajo nivel de azúcar en la sangre. Puede estar bien si tiene cuidado con su dieta y evita hacer ejercicio intenso.

Las mujeres embarazadas y lactantes son el tercer y cuarto grupo que pueden desear evitar la IA. Los médicos suelen evitar la práctica del ayuno intermitente en estos grupos. Esto se debe a que la nutrición es fundamental para una mujer en estas etapas de su vida. Ella no solo se está alimentando a sí misma, sino también a su bebé. Como resultado, necesita consumir una cantidad adecuada de calorías y nutrientes para mantener a dos personas. Cuando se ayuna de manera intermitente, esto puede ser difícil. Por lo tanto, solo se debe probar bajo supervisión médica.

¿Es posible que un trastorno alimentario se desarrolle como resultado del ayuno intermitente?

Para la mayoría de las personas, el ayuno intermitente funciona bien. Sin embargo, algunas personas no disfrutarán de este estilo de vida. Algunas personas tienen una tendencia natural a comer demasiado. Estas personas pueden necesitar abstenerse del ayuno intermitente si puede causar un trastorno alimentario.

Como resultado, es fundamental identificar si el ayuno intermitente ha llevado a patrones de alimentación desordenados. Hay una variedad de síntomas a tener en cuenta:

• Estás ansioso por comer y comer.

Te sientes muy cansado.

- Tienes problemas para dormir, cambios de humor y cambios menstruales.

El ayuno intermitente puede ser peligroso para las personas con una predisposición genética a los trastornos alimenticios. Esto se debe a la estrategia de no comer. La mayoría de las dietas se enfocan en reducir la cantidad de calorías consumidas mediante el consumo de alimentos con bajo contenido calórico. El AI evita comer durante ciertos períodos de tiempo para reducir el consumo de calorías. Esto puede hacer que ignores las señales de tu cuerpo de que estás hambriento. Además, debido a la AI, alguien con tendencia a desarrollar trastornos alimenticios puede tener miedo a la comida. Esto se debe a que puede comenzar a pensar que evitar los alimentos ayuda a perder peso. Tu cerebro puede empezar a recompensarte por no comer y desarrollar un miedo a las comidas.

Algunas personas descubren que las dietas de AI los hacen comer demasiado. En la ventana de comer, disfrutan de alimentos ricos en calorías. Esto se asemeja a las acciones de las personas con trastorno alimentario. Por lo tanto, es crucial estar muy atento a cualquier indicación potencial de que su ayuno se está transformando en un trastorno alimentario.

¿Qué efectos secundarios tiene el ayuno intermitente?

Aunque tiene muchos beneficios, el ayuno intermitente también tiene efectos secundarios. Estos pueden afectar a cada persona de manera distinta. Los efectos secundarios pueden incluir:

• Sentirse malhumorado, irritable y enfadado debido al hambre • Experimentar confusión mental o fatiga excesiva • Obsesionarse con cuánto o qué comer Mareos, dolores de cabeza o náuseas debido a niveles bajos de azúcar en la sangre Cambios en el ciclo menstrual debido a la pérdida de peso rápida y la falta de nutrientes La falta de líquidos, proteínas, vitaminas o fibra causa estreñimiento. riesgo de desarrollar un trastorno alimentario Problemas con el sueño

Los efectos secundarios no son comunes para la mayoría de las personas. Además, suelen desaparecer con el tiempo. Sin embargo, para algunas personas, estos problemas son graves o persisten por mucho tiempo. Si es así, es posible que desee dejar de ayunar intermitentemente hasta que encuentre atención médica.

¿Es posible que los atletas intenten el ayuno intermitente?

Algunos atletas afirman que hacer un ayuno intermitente puede ayudarlos a mejorar en sus deportes. Sin embargo, se ha realizado una variedad de investigación sobre el tema. Es posible que la duración y la intensidad del entrenamiento se vean afectadas si no se consumen suficientes carbohidratos. Otra investigación indica que el AI beneficia a los atletas.

Algunos de los posibles beneficios incluyen:

• La inteligencia artificial aumenta la hormona del crecimiento. Esto promueve el crecimiento óseo, muscular y cartilaginoso. Además, mejora la función inmunitaria. Todo esto beneficia a los atletas.

Mejora tu flexibilidad metabólica para que puedas adaptarte más fácilmente a diferentes fuentes de energía. Tu cuerpo estará más preparado para usar grasas o carbohidratos como combustible. Además, te permitirá quemar más grasa antes de que tu cuerpo transforme la grasa en carbohidratos. Como resultado, tu nivel de insulina se mantendrá bajo y mejorará tu recuperación después del ejercicio.

• La inteligencia artificial reduce la inflamación. Esto te ayuda a recuperarte después del ejercicio. El ejercicio causa mucha inflamación, de la que debes recuperarte. Pero cuanto más rápido desaparezca la inflamación, mejor. El aprendizaje automático puede acelerar el proceso.

Sin embargo, existen ciertas preocupaciones. Incluyen:

• La disminución de la testosterona puede ocurrir, lo que es un problema porque afecta la síntesis de proteínas musculares.

• Puede ser un desafío para usted comer suficientes calorías para ganar músculo.

¿Es seguro ayunar con mujeres?

Según muchos expertos, ayunar es completamente seguro para las mujeres. Sin embargo, se ha demostrado que las mujeres son más sensibles a las señales de inanición. El cuerpo produce más grelina y leptina, las hormonas del hambre, cuando se siente hambre. Esto causa un balance energético negativo y, con frecuencia, cambios de humor significativos.

Además, las mujeres tienen más probabilidades de experimentar otros desequilibrios hormonales si realizan IA. Esto puede dificultar el ciclo menstrual. También puede afectar el desarrollo de la hormona tiroidea. Cualquier persona con enfermedades autoinmunes podría encontrar esto difícil.

No obstante, esto no implica que las mujeres no puedan probar el ayuno intermitente. Solo indica que deben ser más precavidos. Puede ser más beneficioso para las mujeres comenzar con una IA más suave. Un ayuno de 12 a 14 horas puede ser mejor que un ayuno prolongado.

El ayuno intermitente funciona para algunas mujeres, pero no funciona para otras. Vale la pena hacer una prueba para ver si funciona para usted.

La Obesidad En Las Mujeres.

En estos días, la obesidad y los problemas de peso se han convertido en uno de los mayores problemas. En los Estados Unidos, las muertes causadas por la obesidad forman parte del mayor grupo de muertes prevenibles. Todo el mundo está afectado por la obesidad. Sin embargo, el sobrepeso se vuelve un problema mayor para las mujeres, ya que para ellas representa muchos más desafíos. Además de sus efectos fisiológicos, tiene efectos psicológicos y sociales graves.

Nadie nunca ha sido tratado de manera justa por la sociedad. Desde el principio del tiempo, la selección cuidadosa ha sido una práctica común para todas las especies, y para los humanos no ha sido diferente. Es común discriminar a las personas según su apariencia, color, raza y estructura física. Hemos avanzado mucho desde los caminos difíciles del pasado, pero las cosas no han cambiado por completo.

En general, una persona obesa tendrá dificultades para dar una buena primera impresión. A una mujer con sobrepeso o obesidad le costará aún más.

Aunque nos guste o no, las personas obesas son vistas negativamente por el mundo. La mayoría de las personas creen que las personas obesas son flacas, tontas, feas e infelices. Deben luchar mucho para ganar popularidad en cualquier sentido real, y se les tacha fácilmente de glotones y asquerosos. La obesidad provoca depresión y las víctimas pueden sentirse desmotivadas y con mala salud; sin embargo, otras personas piensan que la obesidad es una tortura auto provocada que las personas obesas deciden llevar. La mayoría de los expertos piensan que los prejuicios sobre el peso son tan predominantes en la sociedad como el racismo. De hecho, según un estudio de la Universidad de Yale, la discriminación hacia las personas obesas ha aumentado en un 66 % en los últimos años.

Los profesionales de la salud, como los médicos, las enfermeras y otros profesionales médicos, también son muy prejuiciosos hacia las personas obesas. En su mayoría, creen que la falta de disciplina, la falta de motivación y el trabajo arduo de las personas obesas son las causas del aumento de peso constante. Son gordos porque no están haciendo un esfuerzo real por perder peso; esto está muy lejos de la realidad porque las personas con problemas de peso quieren perder peso más que cualquier otra persona.

Las consecuencias de un exceso de peso u obesidad no deseada son mucho más profundas para las mujeres, ya que las agobia la vergüenza y el rechazo. Solo algunas pueden tomar la decisión de aceptar de manera sincera este hecho, pero tienen una imagen negativa de sí mismas. Las mujeres obesas suelen enfrentar problemas como la depresión, la falta de autoestima y la soledad. Incluso dentro de su propio círculo, las mujeres obesas son objeto de discriminación y prejuicios excepcionalmente altos.

Una de las principales motivaciones de las mujeres obesas para su obsesión por el control del peso es esta. Los hombres suelen ignorar estas complejidades o no comprenderlas. El aumento de peso para una mujer no es solo un problema de que ya no se vean bien en la ropa, sino que también significa enfrentar la mirada de las amigas. No encontrar el mismo nivel de aceptación entre sus pares es la mayor humillación que pueden enfrentar, y esto ocurre más a menudo de lo que la gente quiere aceptar.

La industria de la pérdida de peso ha crecido an un ritmo irracional en las últimas décadas, lo que demuestra que las personas obesas lo sienten como un problema. No es su falta de conocimiento del problema, sino la falta de utilidad de las soluciones que antes habían sido un problema.

Entonces, todos nosotros, especialmente las mujeres, sabemos que la obesidad o cualquier tipo de aumento de peso incontrolado es un problema. Los hombres tienen más problemas de peso que las mujeres, pero las mujeres son las que más participan en programas de control de peso. Alrededor del 90% de las personas que monitorean el peso son mujeres. Las mujeres son más propensas a comenzar una dieta, reducir las calorías y hacer ejercicio cuando sienten que están ganando peso. Con el mismo IMC, los hombres suelen estar relajados. Las mujeres están muy preocupadas por el aumento de peso.

Han estado utilizando técnicas incluso más rigurosas para controlar su peso. Los procedimientos han sido rigurosos hasta el límite de la sanción. Evitar comer un tipo específico de comida para evitar el consumo excesivo de calorías es una hazaña que no cualquiera puede lograr; vivir sin su comida favorita por meses es un castigo; lidiar con una disminución diaria de las calorías necesarias es una tarea difícil. Sin embargo, las mujeres lo han estado haciendo durante muchos años. Tristemente, no tuvo éxito. Según los datos, la obesidad entre las mujeres está aumentando rápidamente; en Estados Unidos, más del 70% de los adultos están obesos, siendo las mujeres las más afectadas.

La mayoría de los métodos para perder peso, como dietas, píldoras, ejercicio, restricción calórica, etc., son difíciles de medir y dan resultados inconsistentes. Las mujeres comienzan con gran determinación, pero se pierden cuando estos métodos dejan de funcionar y se vuelven ineficaces. La falta de compromiso con la pérdida de peso no es la falta de eficacia de estas medidas.

Todos los programas de pérdida de peso tienen más suscriptores que hombres. Aunque son más conscientes de un leve aumento en su peso, pierden su peso más lentamente que los hombres. Debido al aumento de peso, también enfrentan más problemas fisiológicos y hormonales. Están dispuestos a dedicar todo su esfuerzo y tiempo a controlar su peso.

Las técnicas de pérdida de peso tradicionales, por otro lado, no han demostrado ser efectivas y, incluso si comienzan a dar resultados al principio, parecen dejar de funcionar con el tiempo. Las mujeres están dispuestas a soportarlo porque saben que un aumento en el peso puede tener efectos más significativos, aunque la mayoría de los programas de pérdida de peso requieren un alto nivel de control y compromiso al límite del castigo. El verdadero problema radica en cómo estas medidas abordan el problema del sobrepeso.

El aumento en el consumo de calorías no es la única causa del aumento de peso de cualquier persona. Aunque el consumo de calorías tiene un papel importante en el aumento de peso, no son la única causa. En este caso, "una solución que sirva para todo" no funciona; estas medidas solo tratan de controlar los síntomas sin abordar completamente la causa fundamental del problema.

Para lograr cualquier restricción efectiva del exceso de peso y otros problemas metabólicos en las mujeres, necesitan una manera que las ayude a resolver el problema desde el interior. Es necesario que sea simple y útil para que sea sostenible a largo plazo.

Las mujeres pueden controlar su peso y evitar otros problemas fisiológicos con el ayuno intermitente. Es una forma de salud holística porque las mujeres pueden perder su peso sin rutinas y dietas estrictas y vivir una vida muy saludable.

Podrá llevar una vida normal y saludable mientras practica el ayuno intermitente porque ayuda a mantener bajo control su peso. Como suele ocurrir en la mayoría de los programas de dietas, comer no será una gran tarea en el día para usted. Si sigue el ayuno intermitente, podrá seguir todos sus itinerarios de manera fácil y cómoda sin preocuparse por perder peso.

Estas son solo algunas de las razones por las que el ayuno intermitente se ha convertido en la tendencia más popular. Esto se debe a que ha demostrado tener resultados sorprendentes y es simple y fácil de seguir.

Este libro se centrará en el ayuno intermitente para mujeres. Le proporcionará una comprensión completa del concepto del ayuno intermitente y las formas en que puede ayudarlo. También explicará las diversas formas en que puede seguirlo, así como lo que se debe y lo que no se debe hacer.

Será capaz de traer cambios positivos a su salud desde el principio al realizar cambios sencillos en su estilo de vida después de comprender los conceptos erróneos y cómo nos han desorientado para tener una mala salud y aumentar de peso.

Es fundamental entender que el ayuno intermitente es un cambio de estilo de vida, no una dieta. Es una forma de vida muy sostenible y no tendrá problemas para acostumbrarse a ella. Al seguir algunas simples reglas, no solo podrá perder peso, sino que también sentirá como se resuelven otros problemas de salud.

El Ayuno Intermitente Beneficios Para Las Mujeres

El bienestar del corazón

En todo el mundo, la principal causa de muerte es la enfermedad cardíaca.

Algunos de los principales factores de riesgo para el desarrollo de enfermedades cardíacas incluyen presión arterial alta, colesterol LDL alto y altas concentraciones de triglicéridos.

El ayuno intermitente redujo la presión arterial en un 6% en solo ocho semanas, según un estudio en 16 hombres y mujeres obesos.

El ayuno intermitente también redujo el colesterol LDL en un 25% y los triglicéridos en un 32%, según el mismo estudio.

Antes de que los investigadores puedan comprender completamente los efectos del ayuno intermitente en la salud del corazón, se necesitan estudios de mayor calidad con métodos más sólidos.

Diabetes

El ayuno intermitente también puede controlar y reducir el riesgo de desarrollar diabetes de manera efectiva.

El ayuno intermitente parece reducir algunos de los factores de riesgo de diabetes, al igual que la restricción continua de calorías.

Reduce principalmente los niveles de insulina y la resistencia a la insulina.

En un estudio controlado aleatorio de más de 100 mujeres con sobrepeso u obesidad, seis meses de ayuno intermitente disminuyeron los niveles de insulina en un 29 % y la resistencia a la insulina en un 19 %. Los niveles de azúcar en la sangre permanecieron constantes.

Además, se ha demostrado que 8 a 12 semanas de ayuno intermitente reduce los niveles de insulina en un 20–31% y los niveles de azúcar en la sangre en un 3–6% en personas con prediabetes, una condición en la que los niveles de azúcar en la sangre son elevados pero no altos. suficiente para confirmar un diagnóstico de diabetes.

pierde peso

Cuando se hace correctamente, un ayuno intermitente regular a corto plazo puede ayudarlo a consumir menos calorías y perder peso.

Según varios estudios, el ayuno intermitente no es tan efectivo como las dietas convencionales con restricción calórica para perder peso a corto plazo.

Un ayuno intermitente resultó en una pérdida de peso promedio de 15 libras (6,8 kg) en 3 a 12 meses, según una revisión de estudios de 2018 en adultos con sobrepeso.

Otra revisión encontró que el ayuno intermitente disminuyó el peso corporal de los adultos con sobrepeso u obesidad en un 3 al 8 % durante un período de tres a cuatro meses. La revisión también reveló que durante el mismo período, los participantes redujeron su circunferencia de cintura en un 3–7 %.

El ayuno intermitente parece ayudar a perder peso a corto plazo. Sin embargo, la cantidad que pierda probablemente dependerá de la cantidad de calorías que consume durante los períodos sin ayunar y de cuánto tiempo se adhiere al estilo de vida.

Podría ayudarlo a comer menos

El ayuno intermitente puede ayudarlo a comer menos naturalmente.

Cuando los hombres jóvenes se limitaban a comer durante cuatro horas al día, comían 650 calorías menos.

Otro estudio en 24 hombres y mujeres sanos examinó los efectos de un ayuno prolongado de 36 horas sobre los hábitos alimenticios. Los participantes redujeron significativamente su balance de calorías en 1.900 calorías, a pesar de consumir calorías adicionales el día posterior al ayuno.

Otros beneficios médicos

Según una variedad de estudios en humanos y animales, el ayuno intermitente también puede tener otros beneficios para la salud.

Reducción de la inflamación: algunos estudios han demostrado que un ayuno intermitente puede reducir los marcadores de inflamación importantes. El aumento de peso y otros problemas de salud pueden ser el resultado de la inflamación crónica.

Mejor bienestar psicológico: un estudio encontró que los adultos obesos experimentaron una mejor imagen corporal después de ocho semanas de ayuno intermitente, lo que redujo la depresión y los comportamientos de atracones.

Mayor longevidad: el ayuno intermitente ha demostrado aumentar la vida útil de ratas y ratones en un 33-83%. Los efectos en la longevidad de los humanos aún no han sido determinados.

Preserva la masa muscular: en comparación con la restricción calórica continua, el ayuno intermitente parece ser más efectivo para retener la masa muscular. Incluso en reposo, quemarás más calorías con una mayor masa muscular.

Mayor producción de factor de crecimiento neurotrófico, lo que podría mejorar la función cognitiva

Antes de llegar a conclusiones, específicamente, los beneficios para la salud del ayuno intermitente para las mujeres deben investigarse más ampliamente en estudios en humanos bien diseñados.

Los resultados del Ayuno Intermitente

El ayuno intermitente es un régimen de alimentación que alterna entre la alimentación controlada y el ayuno. Es un enfoque dietético sencillo que se divide en varios tipos.

El ayuno de días alternos es una forma de ayuno intermitente en la que una persona toma una dieta normal en ciertos días de la semana y ayuna en otros. En los días de ayuno, uno no se abstiene por completo de comer, sino que reduce la cantidad de calorías consumidas an un cuarto de la dieta normal.

El otro tipo de ayuno es cuando la comida está limitada an un período determinado de tiempo dentro de un día.

Esto significa limitar la alimentación entre 8 horas, lo que significa que una persona solo come una vez cada ocho horas. Sin embargo, según su conveniencia, algunas personas reducen el lapso a seis, cuatro o incluso dos horas.

En ayunas intermitentes, una persona puede permanecer sin comida durante un período de 36 horas. Si se lleva a cabo correctamente, puede tener una variedad de beneficios positivos para la salud.

El ayuno intermitente, por ejemplo, mejora la salud general. Reduce drásticamente los antojos de azúcares y bocadillos. La práctica hace que la insulina y la sensibilidad a la leptina sean normales.

Muchas enfermedades crónicas, como diabetes, cáncer e infecciones cardíacas, están relacionadas con la resistencia a la insulina. El ayuno intermitente protegerá al cuerpo de estas infecciones.

El ayuno intermitente mejora la salud del cerebro. El ayuno ayuda al cuerpo a convertir el glucógeno que ha almacenado en glucosa, que luego se libera como energía. El hígado secreta cuerpos cetónicos como resultado de la descomposición continua de las grasas corporales si el ayuno se mantiene por algún tiempo.

El cerebro puede usar estas moléculas pequeñas como combustible, que son subproductos de la síntesis de ácidos grasos. Además, los hallazgos de la investigación indican que el ejercicio y el ayuno producen genes y otros factores de crecimiento que son necesarios para reciclar y rejuvenecer el cerebro.

Además, este tipo de ayuno mejora la condición física y la pérdida de peso. El ayuno y el ejercicio combinados mejoran los efectos de los catalizadores y los componentes celulares para maximizar la descomposición de glucógeno y grasas.

Como resultado, hacer ejercicio mientras está hambriento obliga al cuerpo a quemar grasas almacenadas, lo que resulta en una pérdida significativa de peso.

El programa también es conocido por ayudar a prevenir el deterioro cognitivo. La investigación se llevó a cabo en 2006 en ratones; se utilizaron pruebas de laberinto de agua para evaluar las funciones cognitivas de ratones que recibieron una dieta normal y ratones que estaban en ayunas intermitente.

Se descubrió que los ratones en ayunas intermitentes experimentaron disminuciones cognitivas más lentas; esto también se aplica a los humanos.

El ayuno intermitente aumentará la masa muscular, especialmente en hombres. Esto se debe a que la energía que se consume después de comer se utilizará para mantener una sesión de entrenamiento.

Pero durante un ayuno, el cuerpo utiliza las grasas corporales almacenadas para mantener el ejercicio.

Comer después de la sesión ayuda a recargar el cuerpo. Esto acelera la recuperación y la acumulación de músculos.

En resumen, el ayuno intermitente es una actividad saludable, pero aquellos que no pueden hacerlo por completo pueden experimentar depresión.

Para avanzar a través de los cambios en la dieta, se necesita compromiso y perseverancia, ya que solo la consistencia logrará estos resultados positivos.

¿Cuál Es La Definición Del Ayuno Intermitente?

El ayuno intermitente implica abstenerse de comer durante un período de tiempo determinado. Cambiándolo por la dieta habitual. En un día o semana, las comidas se llevan a cabo en períodos específicos de tiempo y se consumen solo agua natural, té o agua mineral.

¿Cuáles son los beneficios del ayuno intermitente?

Según diversos estudios, se ha demostrado que puede disminuir la presión arterial y la frecuencia cardíaca en reposo, lo que lo convierte en una de las dietas más populares de los últimos dos décadas debido a su promesa de reducir el peso, aumentar la energía y prolongar la vida. porque los estudios publicados en el New England Journal of Medicine sugieren que sí.

Un neurocientífico de la Universidad Johns Hopkins, en los Estados Unidos, ha llevado a cabo estos estudios durante más de 25 años investigando los efectos de las dietas en la salud y ha mantenido este régimen durante más de 20 años. Y basándose en los resultados de estudios previos, el especialista decidió que el ayuno intermitente es un hábito saludable.

De igual manera, se explica que esta dieta se divide en dos categorías:

La primera es comer todas las comidas del día en un lapso de seis o ocho horas.

La segunda, que implica que las personas solo pueden comer una comida diaria de un mediano tamaño durante dos días a la semana.

La Universidad Johns Hopkins ha realizado numerosos estudios con animales y humanos que han demostrado que alternar períodos de ayuno con períodos de ingesta mejora la salud celular, posiblemente debido a que activa el cambio metabólico, que es la base de la adaptación biológica a la escasez de comida.

Este cambio ocurre cuando las células agotan sus reservas de glucosa y utilizan las grasas como fuente de energía a través de procesos metabólicos más lentos.

Es importante destacar que Mattson, el investigador responsable de estos estudios, afirma que todos los hallazgos sugieren que este cambio mejora la regulación de la glucemia, aumenta la resistencia al estrés y reduce la inflamación. Además, define que los hallazgos de cuatro investigaciones confirman que el ayuno intermitente también reduce la presión arterial, los niveles de colesterol y la frecuencia cardíaca en reposo.

Uno de los principales beneficios del ayuno intermitente es la prevención de la obesidad y la diabetes.

En un estudio en el que participaron cien mujeres con sobrepeso, se descubrió que las que siguieron una dieta con restricción calórica no solo bajaron la misma cantidad de peso que las demás, sino que también obtuvieron mejores resultados en la prueba de sensibilidad a la insulina y disminuyeron la grasa abdominal, destaca la universidad.

Según otros estudios, el ayuno intermitente también beneficia al cerebro. Un ensayo clínico realizado por la Universidad de Toronto en el que participaron 220 adultos sanos con peso normal demostró que la memoria había mejorado. Los participantes siguieron una dieta con restricciones calóricas durante dos años y, después de someterse a pruebas cognitivas, se descubrió que la dieta también benefició a su cerebro.

Es evidente que se requieren más investigaciones para confirmar los efectos del ayuno intermitente sobre el aprendizaje y la memoria. Esta dieta puede ser una herramienta médica para prevenir la demencia senil y la degeneración neuronal si se confirma.

La moda del día a día intermitente

Tanto los endocrinólogos como los nutriólogos están de acuerdo en la importancia de evaluar adecuadamente a quién promueva esta práctica, la cual debe ser supervisada por un especialista que asegure un equilibrio dietético adecuado y planificado de manera individualizada. Es obvio que esta dieta no funcionará para todas las personas que quieran comenzarla, y mucho más importante, no todos los cuerpos tendrán la misma reacción.

El ayuno intermitente se considera una técnica de alimentación, no una dieta, ya que implica disminuir la cantidad de alimentos consumidos durante varios días a la semana o durante un período de horas al día.

El ayuno intermitente se puede realizar de varias maneras. La endocrinóloga y nutricionista del Hospital Clínico San Carlos, Pilar Matía, explica que las opciones más comunes son limitar el consumo de alimentos an unas 6-8 horas diarias todos los días o comer muy pocas calorías en días alternos o solo dos veces a la semana, con la posibilidad de comer sin restricciones los días restantes.

Para muchos, puede ser más sencillo limitar las horas de consumo que limitar el consumo de ciertos alimentos.

Es evidente que algunas personas no pueden llevar a cabo esta dieta y no se puede generalizar. Siempre es necesario evaluar de manera individual a cada individuo y evaluar su capacidad para implementar esta dieta, ya que como todos sabemos, cada cuerpo reacciona de manera diferente. Por lo tanto, es necesario evaluar su salud actual para evitar cualquier posible descompensación en el futuro.

ENFERMEDADES Y AYUNO PERIODICO

Los siguientes son algunos de los beneficios del ayuno intermitente, como ya mencionamos: Puede prevenir la obesidad, la diabetes, las enfermedades cardiovasculares, las enfermedades neurodegenerativas e incluso el cáncer de manera efectiva.

Una vez que surge una enfermedad, las cosas cambian. Aquí, la eficacia del ayuno intermitente es muy discutida, y los especialistas creen que puede ser incluso peligroso debido a la falta de estudios concluyentes. No es recomendable aplicarlo en pacientes delicados, como las personas de la tercera edad con enfermedades crónicas, ya que la disminución del aporte de energía y nutrientes puede aumentar esa fragilidad.

Debido a que las personas delgadas pueden experimentar una pérdida mayor de grasa corporal, deben cuidarse especialmente.

En otros casos, un grupo de investigadores están proponiendo una dieta que implica ayunar durante 18 horas al día como una forma de dejar de ganar peso y reducir el riesgo de contraer una serie de condiciones, desde cáncer hasta diabetes y enfermedades cardiacas.

El objetivo del ayuno intermitente es que el cuerpo cambie la forma en que almacena la energía y quema la grasa. Esto se logra a través de intervalos de tiempo en los que se ingieren alimentos. Se dice que la dieta altera el metabolismo humano.

Se dice que comer durante seis horas y ayunar durante 18 puede causar un cambio metabólico que afecta desde la glucosa hasta la energía basada en cetona, con un aumento a la resistencia al estrés, a la longevidad y una disminución en la incidencia de enfermedades.

Una forma de implementar el ayuno intermitente es limitar el tiempo de la dieta diaria; esto implica comer entre seis y ocho horas al día y ayunar durante las 16 an 18 horas restantes.

El ayuno intermitente, por otro lado, implica comer de manera regular durante cinco días de la semana y abstenerse de comer más de 500 calorías en los dos días restantes.

Según varias investigaciones, la hora del ayuno es crucial y puede convertirse en un método más realista, sostenible y efectivo para la pérdida de peso y la prevención de la diabetes.

Como se mencionó anteriormente, las mujeres suelen seguir una dieta diaria de ayuno intermitente, ya que afirman que es un método efectivo para perder peso y alcanzar la talla deseada.

La Clínica Mayo ha realizado una investigación muy conocida que afirma que el ayuno puede disminuir el colesterol malo y mejorar la forma en que el cuerpo metaboliza el azúcar, lo que puede ser beneficioso para prevenir el aumento de peso y disminuir el riesgo de diabetes y enfermedades cardíacas, que son uno de los principales factores de riesgo de fallecimiento en la actualidad.

Actualmente se cree que las personas que recurren al ayuno tienen más autocontrol sobre cómo comen, beben y consumen calorías, lo que les permite tener más control sobre su peso.

Aunque debemos ser claros y de acuerdo con estas otras investigaciones, se ha descubierto que hay varios tipos de ayuno:

a) Un ayuno intermitente: consumir una cantidad reducida de calorías durante unos días y luego comer de manera habitual.

b) Ayuno intermitente dos: dejar de comer o beber durante intervalos de 12 a 14 horas, comer solo en ciertos horarios o saltarte algunas comidas.

Un post publicado por el American Journal of Clinical Nutrition afirma que se ha demostrado una mejora en el peso, el colesterol y la diabetes después de revisar los estudios de investigación sobre el ayuno intermitente.

Es importante mencionar que muchas mujeres han optado por el ayuno intermitente como una forma fácil de perder peso sin seguir dietas extremas. Sin embargo, debemos tener en cuenta algunos aspectos relacionados con el ayuno, ya que no se recomienda para todas las personas.

Effectos secundarios del ayuno intermitente: Si tienes problemas de alimentación, este método de pérdida de peso no es la mejor opción para ti, ya que podría provocar un episodio de atracón.

Si habitualmente haces mucho ejercicio, tampoco debes hacerlo en ayunas, ya que podría causarte mareos o episodios de hipoglucemia.

No es recomendable hacer ayunos si tiene diabetes, ya que podría tener un impacto negativo en su salud y provocar un episodio de hipoglucemia severa, ya que el cuerpo sin alimentos bajaría demasiado el azúcar en la sangre debido a los medicamentos.

Por lo tanto, si está familiarizado con el ayuno intermitente y desea implementarlo, es importante que consulte con su médico para determinar si usted es el candidato ideal para perder peso sin afectar su salud o su estilo de vida.

Otros beneficios del ayuno interactivo

Muchas personas, incluidos los médicos, argumentan que dejar de comer alimentos durante un período de tiempo no resultó beneficioso para la salud. Sin embargo, los investigadores del Instituto del Corazón del Centro Médico Intermountain en Estados Unidos afirman que el ayuno no solo reduce el riesgo de diabetes y enfermedades cardíacas, sino que también hace cambios positivos y beneficiosos significativos en los niveles de colesterol de una persona.

Según un grupo de seguidores del movimiento mormón, sus creencias religiosas indican un ayuno de 24 horas el primer domingo de cada mes.

Estas personas tenían un 39% menos de riesgo de sufrir enfermedades coronarias, que son una de las principales causas de muerte para hombres y mujeres que nunca han practicado el ayuno.

El mismo grupo de investigadores confirmó esos hallazgos y descubrió que ayunar disminuye los niveles de glucosa, peso corporal y triglicéridos en la sangre, entre otros factores de riesgo cardiovascular.

¿Cuáles Son Las Variedades De Ayuno Intermitente (Ai)?

Hay seis métodos comunes para crear IA. Aunque todos los métodos pueden ser efectivos, cada persona tiene la capacidad de determinar cuál funciona mejor para ella.

1. Método 16/8.

Uno de los métodos más utilizados y fáciles de seguir es este. Consiste en comer durante una ventana de 8 horas antes de no comer durante las 16 horas siguientes al día. Puede preparar dos o incluso tres comidas ligeras, zumos, etc. durante estas ocho horas. Solo consume agua, té o café sin azúcar, miel o edulcorantes mientras estás en ayunas.

2. La estrategia (dieta) 5/2

La dieta 5/2 implica comer regularmente cinco días a la semana mientras se limita la ingesta de calorías a 500-600 durante dos días a la semana. Por ejemplo, puede establecer una dieta los lunes y jueves y comer normalmente el resto de los días. Dado que los fines de semana suelen ser excesivos, los lunes son un buen día para comenzar an ayunar. Tiene dos comidas pequeñas durante los días de dieta, cada una de 250 calorías para mujeres y 300 calorías para hombres.

3. Comer y dejar de comer

Se requiere un ayuno de 24 horas una o dos veces por semana con este método. Elige tus días de ayuno (por ejemplo, lunes y jueves) y luego selecciona las horas de ayuno de 24 horas: por ejemplo, desde la hora de la cena del lunes hasta la hora de la cena del martes. La decisión de algunas personas es comer el desayuno o el almuerzo. Es fundamental no cambiar su dieta durante los días sin ayuno.

4. Realizar un ayuno en diferentes días

Ayuna cada dos días durante el ayuno en días alternos. Aunque es extremadamente efectivo, no se recomienda para principiantes. Varias versiones de este método incluyen un ayuno de 500 calorías.

5. El régimen alimentario del Guerrero

Ori Hofmekler, un experto en fitness, popularizó la dieta del guerrero. Consiste en comer pocas frutas y verduras durante el día y luego comer una gran comida al anochecer. Luego, nada más que agua y té de hierbas. ¡Los jugos son ideales durante el día!

5. Dejar de comer de manera espontánea

Para obtener los beneficios del ayuno, no es necesario seguir una dieta estructural.

Se pueden saltar algunas comidas por semana. Elige las comidas cuando no sientas hambre o simplemente no tengas tiempo. Aunque los métodos mencionados anteriormente son mucho más beneficiosos, saltarse la comida todavía te ayuda. Es una excelente manera de comenzar su ayuno intermitente.

Cualquier método es bueno, pero hay una regla a tener en cuenta: ¡no comas basura durante los períodos de alimentación! La comida basura es mala para nuestra salud, y si intentas depurar a través del ayuno, es mejor que lo hagas bien. Para eso, te doy El Dia de Trampa en mi programa Paso-a-Paso.

Las Ventajas Del Ayuno Intermitente

El ayuno intermitente tiene muchos beneficios para tu mente, tu cuerpo y tu vida en general, y te explicaré un poco los principales.

perder peso y grasa corporal (si se considera el tipo de alimentos y las calorías consumidas)

Te lo he dicho desde el principio: perder peso es uno de los grandes beneficios del ayuno intermitente. El organismo suele usar glucosa o glucógeno para generar energía. Cuando dejas de comer alimentos durante varias horas en ayunos intermitentes de 12 a 16 horas, nuestro cuerpo inicia un proceso llamado cetogénesis que usa la grasa que has almacenado para energizar tu cuerpo.

Esto significa que, a diferencia de otras formas de dietas para adelgazar, quemas grasa acumulada en lugar de músculo durante un período prolongado de ayuno.

Sin embargo, la restricción de calorías es crucial para perder peso, y el ayuno intermitente es una consecuencia implícita de reducir la cantidad de tiempo que gastas en comer. Además, aumenta la sensibilidad a la insulina y aumenta la secreción de la hormona del crecimiento, lo que es fundamental para perder peso.

Veamos, si haces el ayuno de 16:8, te servirá para que seas consciente de que en las horas en las que está permitido comer, debes elegir alimentos realmente saludables y de alta calidad.

No use estos momentos para comer comida chatarra o llena de calorías, ya que podría arruinar el ayuno intermitente o afectar su dieta. El ayuno intermitente no te afectará si comes alimentos ricos en calorías. Simplemente pasarás horas sin comer y sin ningún beneficio. Si, por otro lado, sigues una dieta rica en fibra, saludable y equilibrada que incluya verduras, grasas saludables y proteínas, entonces tendrás un ayuno intermitente aliado y bueno para adelgazar.

Mejor sensibilidad a la insulina

Como bien sabes, la insulina es una hormona que segrega el páncreas cuando aumenta la glucosa, es decir, el azúcar en la sangre, y mejorar la sensibilidad a la insulina es otro de los grandes beneficios del ayuno intermitente. Tener una gran cantidad de azúcar en la sangre es dañino y tóxico, y la insulina lo elimina de en medio al almacenarla en las células musculares y en las células grasas del tejido adiposo, es decir, en las barrigas y las caderas. Como resultado, aumentas de peso.

La sensibilidad a la insulina es una medida de lo bien que está funcionando tu cuerpo. Si solo necesitas bajar un poco de insulina para reducir la glucosa en sangre, entonces tienes sensibilidad a la insulina, pero si necesitas mucha insulina, entonces es resistente a la insulina.

La sensibilidad a la insulina es generalmente buena, pero la resistencia a ella no. La alta insulina aumenta el almacenamiento de grasa, lo que te hace resistente a la insulina y aumenta el riesgo de obesidad, enfermedades cardíacas y diabetes tipo dos.

Pero el ayuno intermitente mejora la sensibilidad a la insulina, lo que es bueno para tu cuerpo porque te ayuda a prevenir la diabetes o mejor aún a controlarla si ya la tienes.

Ampliación de la energía

Además de perder peso y aumentar la sensibilidad a la insulina, el ayuno intermitente también te da un aumento significativo de la energía.Debido a que el cuerpo pasa por ciclos de descomposición de los alimentos, de los hidratos de carbono y convierte el azúcar en sangre durante el día al comer. La energía se utiliza o se guarda en las células para ser utilizada más tarde.

Cuando se consume o se almacena en azúcar en sangre en el cuerpo, pierde energía o rendimiento mental. Esto provoca una señal de hambre que te lleva a comer algo, lo que vuelve a empezar.

Este ciclo diario de aumento y disminución de azúcar aumenta el estrés del metabolismo, lo que reduce la energía y el rendimiento mental.

Es algo que no te sucede con el ayuno intermitente porque comienzas a utilizar la grasa para tener energía, la grasa se digiere lentamente y se va al hígado para su procesamiento, se convierte en cetonas antes de que se use para dar energía. Este es un proceso que se lleva a cabo de manera constante y consistente, sin altibajos, lo que termina traduciéndose en tener más energía, un estado de ánimo mejorado y una mejora significativa en la concentración. Aunque este es un beneficio que se discutirá más adelante, el resultado final es una mejora significativa en la concentración.

Reduzca el colesterol

Cuando comienzas a hacer el ayuno intermitente, también te beneficiarás del colesterol. Me refiero a la reducción del colesterol malo. La salud del corazón mejora si empiezas a comer este tipo de alimentación y el cuerpo comienza a metabolizar mejor el colesterol y el azúcar. El ayuno puede reducir el colesterol malo o las lipoproteínas de baja densidad.

Por lo tanto, el ayuno no solo mejora la forma en que el cuerpo metaboliza el azúcar, sino que también reduce el riesgo de enfermedades cardiacas y brinda una serie de beneficios significativos para la salud.

No es un gasto, sino un ahorro al comer menos al día.

El ayuno intermitente es gratuito. Te explico por qué es un ahorro en lugar de eso. Por lo general, la dieta que adoptas o te manda el nutricionista es diferente a la que tienes en el refrigerador cuando comienzas una dieta donde comes una cantidad determinada de calorías al día. Por lo tanto, lo primero que haces es ir al supermercado y comprar cosas de acuerdo con tu nuevo estilo de dieta.

Muchas dietas te obligan a comer seis veces al día en pequeñas porciones, pero cambiar todo este tipo de alimentos que traías y en consecuencia te sale más costoso. Ahorra dinero.

Sin embargo, el ayuno intermitente no lo hace. Porque comienzas an alimentarte con lo que tienes, claro, con el objetivo de ser saludable, pero no debes formatear el refrigerador.

Sin embargo, es recomendable pasar de 12 a 16 horas sin comer, ya que comirás menos y dejarás más comida en la alacena, lo que significa menos gastos en general. El ayuno intermitente es económico.

Es un sistema de alimentación que no te complica la vida; en realidad, es lo contrario.

La vida no es complicada. Al principio, hacer el ayuno intermitente puede ser difícil porque el cuerpo se acostumbra, pero luego disfrutarás de hacerlo y no te preocuparás por la hora de comer o por cocinar porque ya pasarán las cuatro horas que te separan de una comida an otra. Solo comerás en los lugares permitidos y no pensarás en comer en los demás.

No hay duda de que esto es una gran ventaja.

Puede ayunar en cualquier lugar, algo que con algunas dietas no es posible.

Puede hacer un ayuno intermitente dondequiera que esté, ya que en esas horas no come. Por ejemplo, si trabajas en un trabajo en el que debes viajar constantemente. Este tipo de viajes es un problema con una dieta tradicional porque o te llevas los alimentos o los compras allí. Por lo general, en los restaurantes no venden comida para dietas sino alimentos con ingredientes que muchas veces no conocemos en detalle.

Pero si vives en Francia o China, puedes llevar tu ayuno intermitente sin problemas. Es lo mejor de este alimento.

Puede comer lo que quiera (saludable).

Como te dije antes, puedes comer lo que quieras, pero no abuses de una dieta rica en calorías. Pero debe comer alimentos saludables en cantidades limitadas durante una dieta. Puede comer más aquí.

Desarrollo de la capacidad cognitiva

Es bien sabido que el ayuno intermitente mejora la función cognitiva. ¿Sabías que el ayuno estimula algunas de las funciones más importantes del cuerpo? Hay estudios que confirman que esta conducta conduce a la autofagia neuronal profunda, que es un proceso en el que las células se reparan a sí mismas y reciclan los materiales de desecho.

Aquí es donde funciona el Factor Neurotrófico Derivado del Cerebro, una proteína que interactúa con las neuronas del hipocampo, el córtex y el prosencéfalo, las partes del cerebro que controlan la memoria, el aprendizaje y las funciones cognitivas.

Este valor se basa en la capacidad de proteger las neuronas que ya posees mientras se fomenta la neurogénesis y la sinapsis.

El ayuno intermitente aumenta la producción del Factor Neurotrófico Derivado del Cerebro y obliga al cerebro a usar las cetonas producidas por el hígado en lugar de la glucosa para energizarse. Por lo tanto, el ayuno mejora la producción de energía y prepara el terreno para un mejor funcionamiento del cerebro.

acelera el proceso de envejecimiento

El ayuno intermitente, que es una mejor forma de depurar el organismo, ayuda a que se libere de toxinas, lo que a largo plazo mejorará el proceso de envejecimiento, haciéndolo más lento.

Si adoptas el ayuno intermitente ahora y lo seguirás a lo largo de tu vida, tendrás una vida más saludable cuando llegues a la vejez que si siguieras con el estilo de vida que llevas ahora.

El ayuno previene enfermedades y achaques an esta edad.

contra el cáncer

Aunque hay estudios científicos que lo avalan, este es un gran beneficio que muchos han ido descubriendo: El ayuno intermitente es una forma directa de explotar la inflexibilidad del cáncer. Te explico por qué: cuando se agota la glucosa, las células sanas comienzan a quemar grasa o cetonas, mientras que las células cancerígenas se quedan sin energía y experimentan un aumento del estrés oxidativo, lo que finalmente conduce a su muerte.

Un ayuno intermitente reduce los niveles de IGF-a, que promueve la proliferación celular, necesario para situaciones como el ejercicio, pero extremadamente peligroso para aquellos que ya han desarrollado cáncer.

Un estudio llevado a cabo en 1988 dividió a 48 ratas en dos grupos: uno comió libremente mientras que el otro seguía un protocolo de dieta intermitente, comiendo un día sí y el otro no. Todas tuvieron cáncer una semana después de seguir esta dieta.

El grupo que comió libremente solo tenía el 12% de las ratas sobrevivientes diez días después, mientras que el grupo que ayuno tenía un 50% más de ratas sobrevivientes.

Otros estudios recientes han demostrado resultados similares al evitar incluso perder peso al evitar consumir ciertas calorías durante los días de ayuno.

Las limitaciones metabólicas de las células cancerosas van más allá de ser inflexibles para usar otras energías. Las células sanas elevan sus defensas ante estresores ambientales como la falta de nutrientes ocasionalmente. La mayoría de las veces, las células afectadas por cáncer carecen de capacidad, ya que siempre están en fase de crecimiento y tienen una escasez de glucosa, lo que las hace más débiles.

reduce la inflamación

Ayuno intermitente también reduce la inflamación. Llevar este tipo de dieta reduce la inflamación y mejora las enfermedades inflamatorias crónicas, según estudios.

La inflamación aguda es un proceso inmunológico normal que ayuda a combatir las infecciones y los problemas de inflamación crónica que pueden tener graves consecuencias para la salud, como enfermedades cardíacas, cáncer, diabetes, esclerosis múltiple y otras enfermedades del intestino.

La restricción de calorías mejora las enfermedades inflamatorias y autoinmunes, pero aún no se ha descubierto completamente cómo la reducción de la ingesta de calorías controla la inflamación.

Se han realizado investigaciones con células inmunitarias en ratones y humanos y se ha demostrado que un ayuno intermitente disminuyó la producción de células proinflamatorias llamadas monocitos, que se liberan en el sistema sanguíneo. Después, las investigaciones demostraron que las células en ayuno entran en modo sueño y son menos inflamatorias que los monocitos alimentados.

Durante las últimas décadas, la población ha experimentado un aumento significativo en su sistema sanguíneo debido a los hábitos alimenticios que han adoptado. Los monocitos son células inmunitarias altamente inflamatorias que pueden dañar los tejidos.

Hay un enorme potencial en la investigación de los efectos antiinflamatorios del ayuno, ya que hay una gran cantidad de enfermedades causadas por la inflamación.

Sin embargo, la alimentación saludable y el ayuno intermitente son cruciales para combatir la inflamación en el cuerpo.

¿Qué Esperar De Este Libro?

¿Y todo esto a través de una sola medida? ¿Ponerse en forma o mantenerse en forma mientras se reduce el riesgo de enfermedades, sentirse fresco e irradiar alegría de vivir? ¿No parece muy convincente para ser cierto? Debido a que produce precisamente estos efectos, el "ayuno intermitente" se está volviendo cada vez más popular como forma de nutrición. Este libro proporciona una comprensión clara y una visión general del tema tanto a los lectores recién llegados como a los lectores que ya conocen el tema.

Parece que finalmente existe una forma de perder peso a largo plazo, especialmente para aquellos que han intentado varias dietas pero no han logrado perder peso. El ayuno intermitente puede ser la solución definitiva si también está cansado del efecto yo-yo frustrante.

La restricción de tiempo en la ingesta de alimentos también tiene muchas otras ventajas increíbles para la salud física y mental. Si no tiene problemas con su figura actual, seguramente querrá saber más sobre esto.

Este libro refuta la idea de que el ayuno intermitente es un fenómeno contemporáneo. Aprenderá que ha sido parte de la naturaleza humana durante miles de años, que incluso se basa en ella, y por qué ya es hora de que recupere su importancia en la era moderna.

Basado en los procesos biológicos del cuerpo y en los hallazgos de las investigaciones actuales, aprenderá no solo cómo reducir la grasa de manera selectiva, sino también cómo mejorar su salud y sentirse más vivo.

El ayuno intermitente está destinado an una amplia gama de personas porque es beneficioso para todos. Afortunadamente, no existen pautas estrictas que puedan parecer inaccesibles y limitadoras. Se sorprenderá al saber que tiene el control. El ayuno puede beneficiar a los trabajadores, los atletas de fuerza o las personas con restricciones nutricionales ya existentes gracias a su diseño flexible.

No tendrá problemas para encontrar un método adecuado porque se le presentará una amplia gama de métodos.

Para comenzar de forma exitosa y lograr el progreso deseado, las instrucciones precisas para el procedimiento y los valiosos consejos deberían facilitarle lo máximo posible la integración de estos conocimientos recién adquiridos en su vida de forma individual.

Por lo tanto, no tiene que preocuparse por pasar por alto sus actividades diarias. En pocas palabras, incluso debería ser capaz de percibir y revivir toda su vida de manera más intensa. El cambio no es un juego de niños, después de todo. Afecta más que solo su cuerpo y su dieta. Los desafíos de este tipo requieren conciencia mental y permiten el desarrollo personal. Además, este libro le brindará inspiración para pensar. Además, encontrará posibles fuentes de error y obstáculos y desarrollará métodos para superar los obstáculos. De esta manera, nada obstaculiza su viaje hacia su nueva vida.

Más que una moda pasajera; Ayuno intermitente

Los medios de comunicación hablan de él de arriba an abajo, varios expertos en nutrición lo elogian, e incluso puede haber personas en su entorno social que deliran sobre el ayuno intermitente. No hay problema si se le ha pasado completamente y no tiene idea de qué se trata. Es siempre tiempo para aprender algo nuevo. Empezaremos de cero y avanzaremos gradualmente para comprender el ayuno intermitente.

Siempre vale la pena profundizar, consolidar sus conocimientos y obtener nuevos elementos de reflexión que pueda incorporar en su enfoque, incluso si ya ha tratado el tema y tal vez ya se ha aventurado en esta forma de nutrición. No es una sorpresa que cada vez más personas se unan a la tendencia del ayuno intermitente, ya que tiene muchas ventajas que van mucho más allá de la pérdida de peso más popular.

¿Es esto un movimiento que está creciendo con razón o es otra tendencia comercial actual que le presenta promesas desagradables y, en el peor de los casos, incluso con más peso que antes? Después de seguir dietas ineficaces, esta pregunta está bastante justificada. Para responder, el primer capítulo explicará lo que significa el ayuno intermitente. Comprender los orígenes de gran alcance del concepto, los supuestos en los que se basa, los beneficios que promete y por qué es tan importante, especialmente en el mundo actual, puede beneficiar a la sociedad en su conjunto, no solo a las personas con sobrepeso.

Varios Tipos De Protocolos Para El Ayuno

Existe evidencia de que el ayuno intermitente puede no ser beneficioso para algunas mujeres al igual que para los hombres.

Un estudio encontró que después de tres semanas de ayuno intermitente, el control del azúcar en sangre de las mujeres fue peor que el de los hombres.

Por lo tanto, solo enumeraré las formas de ayuno que son más beneficiosas para las mujeres, aunque esta guía incluye muchas otras variantes.

A continuación se muestra una descripción general de los diferentes tipos de ayuno intermitente que son más comunes y menos dañinos para las mujeres.

126

12/12 ayuno intermitente

El ayuno intermitente 12/12 implica un ayuno de 12 horas antes de poder comer durante las otras 12 horas del día.

Antes de que comenzáramos an implementar activamente esta práctica malsana de la alimentación, el ayuno 12/12 solía ser normal. Después de eso, era común cenar a las 7 de la tarde y desayunar a las 7 de la mañana al día siguiente. Sin embargo, esto ocurrió en un momento en el que teníamos una vida menos contemporánea y más organizada... La comida rápida, el microondas y la comida congelada antes eran nuestras adicciones.

Debido a que es la opción más fácil y requiere menos esfuerzo, este tipo de ayuno probablemente sea la mejor opción para la mayoría de las mujeres que desean comenzar an ayunar. Además, con este tipo de ayuno, podrás comenzar el ayuno de forma menos intensa y gradual para evitar un "shock" en el cuerpo y evitar efectos secundarios.

Otra opción es menos beneficiosa para la salud porque su cuerpo necesita al menos doce horas para entrar en un estado en el que sus hormonas funcionan juntas para comenzar a quemar grasa. Solo después de doce horas de ayuno, las reservas de glucógeno comienzan an agotarse y la insulina y la glucosa alcanzan sus niveles más bajos. Como resultado, los niveles de glucagón aumentan para ayudar an iniciar el proceso de quema de grasa.

El ayuno intermitente 12/12 puede ser una buena opción para las mujeres que acaban de comenzar an explorar el ayuno y quieren practicarlo con regularidad, aunque es el menos efectivo.

Si eres nuevo en el ayuno o estás buscando un ayuno que no sea tan estricto y fácil de implementar, este método de ayuno puede ser una buena opción para ti.

Un régimen de ayuno intermitente de 16/8

El ayuno intermitente de 16/8 implica un ayuno de 16 horas antes de comer las ocho horas restantes del día.

Dado que no es demasiado intenso ni demasiado corto, esta forma de ayuno puede ser la más popular. Debido a que es una velocidad media, puede obtener más ventajas sin llegar an extremos que una velocidad esporádica de 12/12.

El período de alimentación de 8 horas es bastante justo y aún le permite mantener una dieta bastante normal (3 comidas al día con un lapso de menos de 4 horas entre comidas). Si desea hacerlo todos los días, pero recuerda comenzar gradualmente, este tipo de ayuno todavía puede ser una buena opción.

Ayuno intermitente el 18 de junio.

El ayuno intermitente de 18 a 6 se refiere an un período de 18 horas de ayuno antes de poder comer libremente durante las 6 horas restantes del día.

Comenzamos aquí an entrar en la zona gris de las mujeres porque muchas mujeres no toleran los ayunos prolongados. Aunque su tipo de cuerpo puede ser aceptable, es posible que muchas otras mujeres no lo sean.

En ocasiones, los ayunos cortos son más beneficiosos para las mujeres que buscan perder peso. Sin embargo, si desea usar esta forma de ayuno, ¡tenga cuidado de ver cómo se siente su cuerpo!

Puede ser una buena idea hacer un ayuno de vez en cuando, tal vez dos veces por semana, pero en mi opinión, no lo haría a diario. Los ayunos deberían ser menos frecuentes cuanto más largos sean.

El período de ayuno intermitente 20/4

El ayuno intermitente 20/4 implica ayunar durante 20 horas antes de comer durante las 4 horas restantes del día.

En este tipo de ayuno, debes comer comidas más abundantes pero con menos frecuencia. Puede preparar dos comidas al día con un intervalo de cuatro horas entre ellas, por ejemplo.

Dado que nuestra ventana de tiempo de alimentación se limita an unas pocas horas, corremos el riesgo de no consumir suficientes alimentos durante el día si hacemos ayunos más prolongados, como este ayuno esporádico de 20/4 o un ayuno de 24 horas. Algunas personas tienen dificultades para comer mucho en Uno sentado. Por lo tanto, no recomiendo estos ayunos con mucha frecuencia... Debido a que pueden convertirse en una dieta baja en calorías que disminuye nuestro metabolismo.

Recuerda que cuando haces un ayuno intermitente, no debes disminuir tu consumo de calorías en un solo día. Lo único que está tratando de hacer es comer la misma cantidad de comida pero en un tiempo más corto.

El ayuno regular intermitente 20/4 (para mujeres) no es una buena opción, pero puede ser una buena opción hacerlo una vez cada dos semanas o una vez al mes porque ofrece una serie de beneficios que muchos ayunos más cortos no ofrecen.

Por ejemplo, un ayuno de 18 a 20 horas es necesario para iniciar el proceso de autofagia, que es el proceso mediante el cual el cuerpo elimina las células dañadas para crear células más nuevas y saludables. Por lo tanto, un ayuno intermitente de 20/4 o un ayuno de 24 horas puede ser excelente para mantener sus células jóvenes y saludables y prolongar su vida.

24 horas de desayuno diario

El término "ayuno de 24 horas" se refiere an ayunar durante un período de

24 horas y luego comer una sola comida después de finalizar el período de ayunar.

Esta es una forma de ayuno que debe hacerse durante mucho tiempo solo una o dos veces al mes porque generalmente termina siendo un día bajo en alimentos y calorías porque a muchas personas les resulta difícil consumir tantos alimentos en una sola comida. Debido a que has estado sin comer durante tantas horas y tienes mucha hambre, también puedes correr el riesgo de comer comida chatarra o comer demasiado.

Esta forma de ayuno también puede afectar nuestras hormonas y, si se realiza con demasiada frecuencia, puede ser más peligrosa que beneficiosa.

El ayuno de 24 horas, por otro lado, también ofrece las ventajas de la autofagia, a diferencia del ayuno intermitente 20/4. Por lo tanto, disfruto de usar este ayuno una vez al mes para disfrutar de sus beneficios y evitar que tenga efectos negativos en mi metabolismo.

Me gustaría recordarles una vez más que cuanto más largos sean los ayunos, con menos frecuencia se deben hacer. Por lo menos para nosotras, las mujeres.

Ahora que sabes qué es el ayuno intermitente, que es más popular y menos dañino para las mujeres, pasemos a los cinco errores que debes evitar al hacerlo.

Ayuno del día alternativo (ADF)

El alimentador original es el ayuno intermitente, que requiere un "día de alimentación" en el que las personas pueden comer lo que quieran y cuando quieran en 24 horas después de la dieta. Esto se sustituye por un "día de ayuno", durante el cual no se puede comer hasta por un día completo. El alimentador original tiene variaciones que lo hacen más fácil de seguir, como permitir la ingesta de hasta 500 calorías en "días de ayuno". Personas que siguen una dieta pueden beber bebidas sin calorías como té, café y agua durante los días de ayuno. No use edulcorantes, azúcar o crema con bebidas calientes.

Regímenes de ayuno alterados

En regímenes de ayuno modificados, se permite comer alimentos con regularidad, pero aquellos que continúan consumiendo solo alrededor del 20-25% de su energía necesaria están restringidos. Esta estrategia es la base de la conocida dieta 5:2, que recomienda limitar la ingesta calórica durante dos días a la semana y permitir una ingesta normal de calorías durante los cinco días restantes.

Entrar con anticipación

Los que siguen el régimen de tiempo reservado tienen derecho a comer lo que quieran, pero se limitan a comer en períodos establecidos en lugar de limitar la cantidad de calorías consumidas. Solo se permiten bebidas y agua sin calorías después de 6 a 12 horas.

Los beneficios del ayuno intermitente Para los seguidores del ayuno intermitente, se han encontrado varios beneficios en comparación con otras dietas convencionales.

¿Qué Es El Ayuno Intermitente?

¿Cuál es el significado exacto del ayuno intermitente? La palabra "ayuno" es algo que casi todos conocemos. De un grupo an otro, las razones por las que las personas ayunan varían. Para algunos, es una práctica religiosa; sacrifican alimentos an intervalos para orar. Algunos no tienen razón; simplemente no tienen suficiente comida. En épocas pasadas, las personas salían al campo a trabajar y solo comían cuando descansaban.

El ayuno intermitente no es una de las formas de ayuno mencionadas anteriormente. No es una costumbre religiosa ni está motivada por la falta de tiempo o comida; es una decisión personal. Se conoce mejor como un patrón de alimentación que alterna entre períodos de alimentación y ayuno, cada uno de los cuales dura un tiempo determinado. Por ejemplo, los métodos 16:8 tienen 16 horas de ayuno y 8 horas de alimentación.

Un régimen de alimentación llamado ayuno intermitente alterna entre la alimentación y el ayuno.

En lugar de concentrarse en los alimentos específicos que debe comer, se enfoca en el horario de sus comidas.

Por lo tanto, no se trata de una dieta en el sentido tradicional, sino de un plan de alimentación.

Dos métodos comunes para el ayuno intermitente son los ayunos de 24 horas dos veces por semana o los ayunos diarios de 16 horas.

Desde el principio de la humanidad, el ayuno ha sido un hábito. Durante todo el año, los primeros cazadores-recolectores no tenían supermercados, refrigeradores o suministros de alimentos. De vez en cuando tuvieron dificultades para encontrar algo para comer.

En consecuencia, los humanos han aprendido a sobrevivir sin comer durante largos períodos de tiempo.

El ayuno intermitente es más natural que comer tres o cuatro comidas al día.

El ayuno, especialmente en el budismo, el islamismo, el cristianismo y el judaísmo, se practica con frecuencia con fines religiosos o espirituales.

Simplemente haga que su estilo de vida sea más saludable.

Aunque comer de manera saludable es sencillo, mantenerlo puede ser un desafío.

Uno de los mayores desafíos es el tiempo necesario para preparar comidas nutritivas.

El ayuno intermitente puede simplificar su vida porque no necesita preparar tantas comidas como antes.

El ayuno intermitente es particularmente popular entre la comunidad de hackers de vida porque mejora la salud y simplifica la vida.

Hay una gran cantidad de estudios sobre el ayuno intermitente, tanto en humanos como en animales.

Estos estudios han demostrado que puede ayudarlo a controlar su peso y mejorar su salud física y mental. Puede incluso prolongar su vida.

El ayuno intermitente tiene las siguientes ventajas saludables principales:

perder peso: El ayuno intermitente, como se mencionó anteriormente, puede ayudarlo a perder peso y grasa abdominal sin limitar su consumo de calorías.

Resistencia a la insulina: el ayuno intermitente puede disminuir la resistencia a la insulina, disminuyendo el azúcar en la sangre entre un 3 y un 6 % y los niveles de insulina en ayunas entre un 20 y un 31 %, lo que debería proteger contra la diabetes tipo 2.

La inflamación: los marcadores de inflamación disminuyen en algunos estudios. La inflamación es un factor importante en muchas enfermedades crónicas.

La salud del corazón: el ayuno intermitente puede reducir el colesterol LDL "malo", los triglicéridos en la sangre, los marcadores inflamatorios, el azúcar en la sangre y la resistencia a la insulina, todos los cuales son factores de riesgo para la enfermedad cardíaca.

Cáncer: Según estudios en animales, un ayuno intermitente puede prevenir el cáncer.

Salud cerebral: el ayuno intermitente puede ayudar al crecimiento de nuevas células nerviosas al aumentar la hormona cerebral. Además, puede prevenir la enfermedad de Alzheimer.

El ayuno intermitente puede prolongar la vida de las ratas. Según los estudios, las ratas en ayunas vivían entre un 36% y un 83% más tiempo.

¿Es el ayuno intermitente 16/8 lo que necesita?

Cuando se combina con una dieta nutritiva y un estilo de vida saludable, el ayuno intermitente 16/8 puede ser una forma sostenible, segura y fácil de mejorar su salud.

No obstante, no debe utilizarse como un sustituto de una dieta saludable que abunde en alimentos integrales. Si no sigue un ayuno intermitente, todavía puede mantener su salud ideal.

El ayuno intermitente generalmente se considera seguro para adultos sanos hasta el 16/8; si tiene alguna condición de salud subyacente, debe hablar con su médico. Es esencial saber si está tomando medicamentos, si tiene presión arterial baja, diabetes o antecedentes de trastornos alimentarios.

Además, no se recomienda el ayuno intermitente si está tratando de concebir, está embarazada o está amamantando.

Consulte a su médico si experimenta algún problema o efectos secundarios durante el ayuno.

Contexto

El ayuno intermitente 16/8 implica comer solo durante 8 horas al día y ayunar durante las 16 horas restantes del día.

Puede aumentar la longevidad, el control del azúcar en la sangre y la pérdida de peso.

Durante el período de ayuno, es importante mantener una dieta saludable y beber bebidas sin calorías, como agua o té sin azúcar, durante el período de ayuno.

Antes de probar el ayuno intermitente, es mejor hablar con su médico, especialmente si tiene alguna condición médica subyacente.

Los tres beneficios del ayuno intermitente

Los investigadores ya han relacionado numerosos beneficios para la salud con el ayuno intermitente y continúan estudiándolos.

El ayuno intermitente es un modelo de dieta saludable y sostenible para algunas personas.

Aquí hay algunas ventajas que podrían llamar su atención si está considerando el ayuno intermitente.

1. Podría ayudar a perder peso y mejorar la salud metabólica.

El ayuno intermitente se utiliza principalmente para controlar el peso y la salud metabólica. La capacidad del cuerpo para procesar o metabolizar la energía depende de su salud metabólica. La presión arterial, el azúcar en la sangre y los niveles de grasa se utilizan con frecuencia para medirlo.

Un déficit de calorías ocurre cuando uno ayuna o abstiene de comer, lo que significa que su cuerpo consume menos calorías de las que necesita para mantener su peso actual. Por eso, la mayoría de las dietas para bajar de peso se basan en la restricción calórica, como el ayuno.

Según los estudios, algunos tipos de ayuno intermitente pueden ser tan efectivos para perder peso como otras dietas que se basan en limitar la ingesta diaria de calorías. Sin embargo, no necesariamente son más efectivos.

Un tipo de ayuno intermitente que está directamente relacionado con la pérdida de peso son las rutinas de alimentación restringidas en el tiempo, como el método 16/8. La dieta 5:2 y el ayuno en días alternos también pueden ser efectivos.

El ayuno intermitente puede ayudar a perder peso al controlar el apetito para aumentar la sensación de saciedad y suprimir la sensación de hambre, además de reducir naturalmente la ingesta de calorías.

El patrón de alimentación también está relacionado con otras mejoras en la salud, como la reducción de la presión arterial.

aumentar el nivel de azúcar en la sangre

proteger la salud del cerebro reparando las células dañadas

2. Un cambio de estilo de vida puede ser sostenible.

El ayuno intermitente puede parecer difícil e intimidante en primer lugar, pero en ocasiones puede ser simple. Incluso puede descubrir que hacer un ayuno lo hace más fácil, ya que necesita planear menos comidas.

Además, en la mayoría de los casos, no necesita contar calorías, ver sus macros, comer alimentos a los que no está acostumbrado o eliminar alimentos que normalmente disfrutaría.

Una forma de ayunar intermitentemente es cenar temprano y luego ayunar tarde al día siguiente. Si termina su última comida a las 8 p. m. y no come hasta el mediodía del día siguiente, tiene 16 horas de ayunamiento.

Este método puede ser difícil de acostumbrar para aquellos que tienen hambre por la mañana y les gusta desayunar, o para aquellos que no pueden comer hasta más tarde en la noche debido a horarios de trabajo y otras obligaciones.

Sin embargo, otras personas ya comen de esta manera instintivamente. Es más probable que intenten un régimen de alimentación en ayunas intermitentes.

3. Funciona bien con un régimen de alimentos integrales nutritivos

El ayuno intermitente es generalmente fácil de incorporar a su dieta actual porque se centra más en cuándo y qué come.

No es necesario que se desvíe mucho de lo que normalmente consume o compre alimentos especiales.

Si ya está contento con su dieta actual pero busca otras formas de seguir mejorando su salud en general, el ayuno podría ser algo que desee considerar.

Por ejemplo, un ayuno intermitente podría funcionar particularmente bien para alguien que quiere combinarlo con una dieta rica en proteínas y un programa de entrenamiento de resistencia.

No obstante, esto no implica que no prestes atención a lo que comes. Durante su ventana de alimentación, puede obtener los mayores beneficios del ayuno intermitente al comer una variedad de alimentos nutritivos y limitar los alimentos ultraprocesados.

¿Cuál Es El Significado De Ayunar?

"Ayunar" es literalmente pasar un tiempo sin comer. Jason Fung, MD, un experto en ayuno y autor del libro "The Complete Guide to Fasting", afirma: "Cuando se trata de ayunar, en realidad hay una variabilidad infinita. Puede aunar en cualquier momento. Por lo tanto, es un ayuno en cualquier momento que no coma. Es muy sencillo.

Sin embargo, cuanto más piensa sobre la logística, puede sentirse un poco confuso y quizás se pregunte lo siguiente:

¿Ayunar es lo mismo que ayunar an intervalos?

¿¿Es seguro beber agua u otras bebidas sin calorías?

¿¿Es realmente seguro para todos ayunar?

No se preocupe y continúe leyendo si ha tenido dificultades para encontrar respuestas a algunas de estas preguntas.

La diferencia entre un ayuno regular y un ayuno intermitente

La diferencia entre un ayuno intermitente y un ayuno completo se basa en cuánto tiempo ha pasado desde su última comida. En otras palabras, el ayuno intermitente se lleva a cabo saltándose las comidas, lo que significa que se hace un esfuerzo consciente para comer solo en momentos específicos durante el día. No debe comer nada después de que haya pasado el tiempo que ha elegido para comer.

El ayuno es el acto de abstenerse de comer durante largos períodos de tiempo o durante varios días.

Mark Mattson, profesor de neurociencia en la Escuela de Medicina Johns Hopkins y jefe del Laboratorio de Neurociencias del Instituto Nacional sobre el Envejecimiento, afirma que la glucosa se almacena en el hígado en forma de glucógeno cada vez que comemos, lo que lleva entre diez y doce horas para agotarse.

Las neuronas utilizan los cuerpos de cetonas, sustancias químicas ácidas, como energía una vez que el glucógeno se agota. Las cetonas ayudan a cambiar la estructura de las sinapsis, lo que es importante para el aprendizaje, la memoria y el bienestar general del cerebro. Pero si comes tres bocadillos al día, tu cuerpo no tiene la oportunidad de agotar las reservas de glucógeno en tu hígado y no producirá cetonas.

Según Mattson, el ejercicio también puede reducir los niveles de glucógeno en su cuerpo. No por casualidad, se ha demostrado que el ejercicio y el ayuno tienen efectos positivos similares en la salud del cerebro.

Mattson aconseja probar el ayuno intermitente. Según un estudio que llevó a cabo con la Dra. Michelle Harvie, las mujeres con sobrepeso que se sometieron a la dieta de ayuno 5/2, uno de los métodos de ayuno intermitente, perdieron más grasa abdominal y mejoraron su regulación de la glucosa que sus contrapartes, que comían como siempre pero reducían su consumo de calorías en un 20%.¿Quién desarrolló el método de ayuno intermitente?

El ayuno intermitente (específicamente la dieta 5: 2) se hizo popular en el Reino Unido en 2012 después del documental de televisión "Eat, Fast and Live Longer" de la BBC2 Horizon, y se extendió a través de las ventas de libros más vendidos. El ayuno intermitente se ha convertido en una tendencia muy popular entre las empresas de Silicon Valley en los Estados Unidos.

Ayunas periódicas para mujeres mayores de 50 años

El programa de treinta días incluye el método paso a paso para perder peso rápidamente. Se Puede Mantener En Forma Sin Seguir Una Dieta Estricta.

INTRODUCCIÓN

En primer lugar, quiero saludarlo y agradecerle por haber comprado mi libro. Estoy muy agradecido de que hayas leído mi obra.

Quiero comenzar siendo completamente honesto contigo. Soy simplemente un ser humano normal como tú, a diferencia de muchos libros que proclaman contar con los médicos, nutricionistas y nutriólogos más expertos del planeta.

Como muchas mujeres de todo el mundo, he tenido que lidiar con problemas de peso y he probado muchas dietas, pero ninguna funcionó hasta que descubrí el ayuno intermitente. Todo ha cambiado desde entonces, y en solo unos meses, he podido tener el cuerpo que siempre he deseado. En los próximos meses, te enseñaré los fundamentos del ayuno intermitente y cómo usarlo (junto con los entrenamientos y planes de dieta adecuados) para lograr tu cuerpo ideal.

Es posible que sea difícil mantener una dieta saludable. La variedad de opciones puede ser abrumadora. Si no está seguro de qué hacer a continuación, Quizás hayas intentado todo, como la dieta sin gluten, la dieta Atkins o la dieta Paleo, pero ninguna de ellas ha funcionado, por lo que debes buscar algo nuevo. Aquí es donde el ayuno intermitente es crucial. No es una dieta estricta, lo que lo coloca entre los mejores métodos para perder peso. En realidad, se trata de tu dieta. Es un método para planificar tus comidas para que puedas aprovechar al máximo sus ventajas. Entre las muchas ventajas de usar este método se encuentra una mejor salud y la eliminación de la grasa del estómago. Mejorará su calidad de vida en general y le ayudará a tratar afecciones como la diabetes y el corazón. Además, lo ayudará a prevenir enfermedades a largo plazo. Es beneficioso para su cerebro y puede prolongar su vida.

Discutiremos en este libro cómo el ayuno intermitente puede cambiar su vida. Sinceramente, no hay una guía más completa disponible. Este libro no solo habla sobre cómo comer y cocinar las mejores comidas, sino que también le brindará consejos para gestionar el ayuno y asegurar su salud. Además, tendrá la oportunidad de ver una variedad de trabajos de investigación relacionados con el tema. Estos demostrarán la realidad de la pérdida de peso, la salud y los efectos en la salud del cerebro. Siguiendo esta estrategia, descubrirás cómo puedes lograr lo que sea que estés buscando. Cuando termine de leer esta guía, tendrás toda la información que necesitas para comenzar con la estrategia que mejor se adapte a tus necesidades.

Los capítulos siguientes le darán más detalles sobre el ayuno intermitente. Se trata de un plan de alimentación que se centra en cuándo comer en lugar de cuántos alimentos realmente necesita comer. El libro le proporcionará todo lo que necesita para comenzar. Examinaremos lo que significa este tipo de ayuno y cómo puede ayudarlo a su salud, la mejor manera de organizar sus hábitos alimenticios y mucho más. Para asegurarnos de que esté preparado para empezar, también responderemos a algunas de las preguntas más desafiantes sobre el ayuno. Asegúrese de leer este manual, que será su primer paso hacia el ayuno intermitente.

Todos sabemos que comer mejor es crucial. Además, comprendemos que reducir la cantidad de zumos, refrescos y comida basura que consumimos es crucial. Aunque seamos conscientes de estas cuestiones, no significa que sea fácil cumplirlas. Según la encuesta más reciente de Psychology Today sobre salud y alimentación, el 52% de los estadounidenses cree que es mucho más fácil conocer sus impuestos que saber cuál es la mejor manera de comer de forma saludable. La obesidad es una lucha global. Más del 34% de la población estadounidense es obesa, y muchos otros tienen sobrepeso. Sin embargo, esto no es lo único. Se cree que dos de cada tres adultos tienen un peso excesivo, lo que indica que muchas personas pertenecen an esta categoría. ¿Cuál es la razón detrás de estas estadísticas tan preocupantes? La obesidad aumenta debido an una variedad de factores. Una de las principales causas es la dieta tradicional estadounidense. Al pasar de ser un país que dependía de los productos alimenticios de las granjas y de la producción agrícola an uno que importaba la mayor parte de nuestros alimentos, la calidad nutricional de nuestras comidas ha disminuido drásticamente. Debido a que los alimentos son fáciles de obtener, este cambio ha aumentado nuestro consumo.

Además, muchos alimentos fáciles de encontrar están llenos de azúcares, grasas y, por lo tanto, calorías. La calidad de los alimentos y la cantidad consumida han cambiado drásticamente, desde los dulces que podemos ver en la sala de descanso hasta las numerosas cadenas de comida rápida que nos rodean. Si elegimos consumir alimentos poco saludables durante todo el día, y esa es la razón por la que nuestra sociedad está tan obesa. La cantidad de alimentos que comemos es lo primero que hay que tener en cuenta. En función de su genética, nivel de ejercicio, salud general, altura, género y edad, cada persona necesita una cantidad diferente de calorías. Aunque la mayoría de las personas consumen 2000 calorías al día si se sienten sedentarias, esta cantidad es bastante alta. Además, se pueden consumir hasta 2000 calorías en una sola comida si se sale a cenar y a comer. Es fundamental tener conocimiento de lo que debemos comer en lugar de simplemente comer algo porque nos gusta o porque estamos cansados, aburridos o decaídos. Las empresas se fijan en la cantidad de comida disponible para cada persona y en la cantidad de comida consumida para calcular la media diaria de energía que consumen los estadounidenses. La media es de 3800 calorías por día. Incluso si se considera que una parte de los desperdicios de alimentos se desperdicia cada día en lugar de consumir 2700 calorías diarias. Independientemente de que lleven un estilo de vida activo, esto es más de lo que la mayoría de las personas necesita. Muchos ciudadanos de Estados Unidos no lo hacen.

Pero debemos ser conscientes de la calidad de la comida que consumimos. Aunque an una edad temprana se nos ha enseñado a comer de forma saludable, es mucho más difícil seguir las pautas. Los dulces de cereales, el pan de levadura y el pollo, así como los refrescos/bebidas deportivas, las bebidas energéticas y las bebidas alcohólicas son las seis principales fuentes de calorías para la mayoría de los estadounidenses, según una investigación del Departamento de Agricultura. Sin embargo, no hay evidencia de alimentos saludables. El porcentaje es solo del 8 %. Se cree que las frutas y verduras son parte de la dieta típica de los estadounidenses. Según un estudio del Departamento de

Agricultura de EE. UU. (USDA) de 2010, la carne, los huevos y otros frutos secos representan el 21% de la dieta. El 23% de estas dietas son aceites y grasas, mientras que el 17% son edulcorantes calóricos. Los alimentos que no son beneficiosos para nosotros representan un 60% de nuestra dieta. La hora en que comemos también puede tener un impacto. Muchas personas tienen mucho trabajo y no tienen tiempo para sentarse y disfrutar de una buena comida. En cambio, comen apresuradamente, con frecuencia en un lugar poco saludable, o si su metabolismo es lento, cenan tarde.

Además, la mayoría de los estadounidenses se sientan en el sofá y consumen alimentos poco saludables mientras ven la televisión. La comida está disponible cuando comemos sin esperar. Es esencial comprender los pasos esenciales para disminuir la cantidad de alimentos que consumimos todos los días. Es fundamental alejarse de la dieta típica estadounidense y adoptar una dieta más saludable y beneficiosa si desea mantener su salud y bienestar. Si has oído hablar del ayuno, puedes pensar que no es saludable o que es imposible para ti seguirlo porque te encanta comer. Aunque comparten algunas ideas, el ayuno intermitente y el ayuno religioso son diferentes. El objetivo del ayuno intermitente es reducir las calorías consumidas o no comer tanto en ciertos días o momentos de la semana. Es más sencillo perder peso porque su cuerpo sigue recibiendo los nutrientes esenciales pero consume menos calorías.

La razón principal por la que esta dieta funciona es porque reduce la cantidad de grasa corporal y las calorías consumidas. Es probable que su ingesta total de calorías disminuya porque está reduciendo la cantidad de tiempo que puede comer los alimentos. Además, puede elegir cuánto tiempo le gustaría dedicarle; muchos prefieren probarlo durante un mes, pero otros deciden incorporarlo a su vida diaria y permanecer con él durante un período prolongado de tiempo. Le agradecemos que haya elegido este libro, ya que hay muchos otros disponibles sobre el tema. Hemos hecho todo lo posible para garantizar que sea rico en detalles significativos. Por lo tanto, ¡disfrútelo!